Tobias Ralf Brandenburg

Hämodynamik unter Positionsmanövern bei asymptomatischen Probanden

Tobias Ralf Brandenburg

Hämodynamik unter Positionsmanövern bei asymptomatischen Probanden

Eine klinische Studie zum Thoracic Outlet Syndrom

Südwestdeutscher Verlag für Hochschulschriften

Impressum/Imprint (nur für Deutschland/only for Germany)
Bibliografische Information der Deutschen Nationalbibliothek: Die Deutsche Nationalbibliothek verzeichnet diese Publikation in der Deutschen Nationalbibliografie; detaillierte bibliografische Daten sind im Internet über http://dnb.d-nb.de abrufbar.
Alle in diesem Buch genannten Marken und Produktnamen unterliegen warenzeichen-, marken- oder patentrechtlichem Schutz bzw. sind Warenzeichen oder eingetragene Warenzeichen der jeweiligen Inhaber. Die Wiedergabe von Marken, Produktnamen, Gebrauchsnamen, Handelsnamen, Warenbezeichnungen u.s.w. in diesem Werk berechtigt auch ohne besondere Kennzeichnung nicht zu der Annahme, dass solche Namen im Sinne der Warenzeichen- und Markenschutzgesetzgebung als frei zu betrachten wären und daher von jedermann benutzt werden dürften.

Coverbild: www.ingimage.com

Verlag: Südwestdeutscher Verlag für Hochschulschriften GmbH & Co. KG
Dudweiler Landstr. 99, 66123 Saarbrücken, Deutschland
Telefon +49 681 37 20 271-1, Telefax +49 681 37 20 271-0
Email: info@svh-verlag.de

Zugl.: Duisburg/Essen, Universität, Dissertation, 2009

Herstellung in Deutschland:
Schaltungsdienst Lange o.H.G., Berlin
Books on Demand GmbH, Norderstedt
Reha GmbH, Saarbrücken
Amazon Distribution GmbH, Leipzig
ISBN: 978-3-8381-2763-7

Imprint (only for USA, GB)
Bibliographic information published by the Deutsche Nationalbibliothek: The Deutsche Nationalbibliothek lists this publication in the Deutsche Nationalbibliografie; detailed bibliographic data are available in the Internet at http://dnb.d-nb.de.
Any brand names and product names mentioned in this book are subject to trademark, brand or patent protection and are trademarks or registered trademarks of their respective holders. The use of brand names, product names, common names, trade names, product descriptions etc. even without a particular marking in this works is in no way to be construed to mean that such names may be regarded as unrestricted in respect of trademark and brand protection legislation and could thus be used by anyone.

Cover image: www.ingimage.com

Publisher: Südwestdeutscher Verlag für Hochschulschriften GmbH & Co. KG
Dudweiler Landstr. 99, 66123 Saarbrücken, Germany
Phone +49 681 37 20 271-1, Fax +49 681 37 20 271-0
Email: info@svh-verlag.de

Printed in the U.S.A.
Printed in the U.K. by (see last page)
ISBN: 978-3-8381-2763-7

Copyright © 2011 by the author and Südwestdeutscher Verlag für Hochschulschriften GmbH & Co. KG and licensors
All rights reserved. Saarbrücken 2011

Inhaltsverzeichnis

Einleitung	Seite	2
- Thoracic-Outlet-Syndrom (TOS)	Seite	2
- Provokative Positionsmanöver in der Diagnostik des Thoracic-Outlet-Syndroms und deren anatomische Grundlagen	Seite	8
- Doppler- und Duplex-sonographische Verfahren in der Diagnostik des Thoracic-Outlet-Syndroms	Seite	14
Fragestellung und Hypothese	Seite	16
Methodik	Seite	17
- Studiendesign	Seite	17
- Probandenkollektiv	Seite	17
- Studiendurchführung	Seite	18
- Klinische Untersuchung	Seite	18
- Doppler- und Duplex-Sonographie	Seite	19
- Messwerte	Seite	22
Statistik	Seite	25
- Statistische Methoden	Seite	25
Ergebnisse	Seite	26
- Deskriptive Statistik	Seite	26
- Gruppenvergleiche	Seite	32
- Konstruktvergleiche abhängiger Merkmale	Seite	39
- Reliabilität der Messmethoden	Seite	46
- Zusammenfassung de Ergebnisse	Seite	49
Diskussion	Seite	50
Zusammenfassung	Seite	54
Literaturverzeichnis	Seite	55
Anhang	Seite	59

Einleitung

Thoracic Outlet Syndrom (TOS)

Bei dem Begriff „Thoracic Outlet Syndrom" (TOS), der 1956 von Pete eingeführt wurde, handelt es sich um eine kollektive Bezeichnung einer Reihe von Umständen, die mit einer Kompression nervaler (Plexus brachialis, sympathische Fasern) und/oder vaskulärer (Arteria/Vena subclavia) Strukturen zwischen lateralem Hals und Axilla einhergeht (Bahm 2006, Wilbourn 1999). Wegen der vielfältigen Symptomatik und schwierigen Diagnostik ist es – obwohl während der letzten fünf Dekaden bereits Thema zahlreicher Publikationen – zu einem der kontroversesten Themen der Medizin avanciert und gegen Differentialdiagnosen aus verschiedenen Disziplinen abzugrenzen (Wilbourn 1999, Rayan 1998, Wenz et al. 1997).

Auch die Geschichte der **Nomenklatur und Klassifikation** des TOS spiegeln seine Kontroversität wider. Diese gipfelte 1984 in der Einführung des Begriffes „disputed Neuro-TOS" (auch „nonspecific neurogenic TOS"), bei dem die sensomotorische Symptomatik weder neurophysiologisch noch radiologisch objektivierbar ist (Wilbourn 1999, Oates et al. 1996, Sobey et al. 1993). Darüber hinaus werden je nach Autor bis zu vier weitere TOS-Typen beschrieben: die vaskulären Typen (arteriell und/oder venös), der klassische neurologische (auch „true") und der traumatische neurovaskuläre Typ (Wilbourn 1999). Leider führt der zum Teil ungenaue Umgang mit der Nomenklatur bei – nicht in TOS-Literatur spezialisierten – Lesern zu grosser Verwirrung (Wilbourn 1999).

Ätiologisch werden angeborene (Zervikal-Rippen, fibromuskuläre Bänder) oder erworbene Veränderungen im Bereich der physiologischen Engen (Skalenus-Lücke, kostoklavikulärer und subkorakoider Zwischenraum) der oberen Thoraxapertur diskutiert (Oates et al. 1996, Urschel 1996, Shiratori et al. 1995, Longley et al. 1992). Roos klassifizierte 14 verschiedenen Typen anatomischer Anomalien, deren hohe Inzidenz in grossen prospektiven Leichenstudien (n=50: 90% Anomalien, n=250: 46% Anomalien) bestätigt wurde (Redenbach und Nelems 1998, Juvonen et al. 1995). Neben den anatomischen Prädispositionen spielen bestimmte Haltungs- und Bewegungsmuster in der Ätiologie des TOS eine Rolle. Verschiedene Studien belegen die Koinzidenz von TOS und sport- oder berufsbedingten repetitiven Bewegungen und Haltungen (Oates und Daley 1996, Katirji und Hardy 1995). Deshalb ist bei Malern, Bauarbeitern, Frisören, Kassierern, Telefonisten, Industrie-Arbeitern, Pflegepersonal und Leistungssportlern eine erhöhte Prävalenz von TOS-Symptomen zu verzeichnen (Leung et al. 1999, Juvonen et al. 1995). Besonders Kopf-Vorwärts-Haltungen und ein Nachvornebeugen des Oberkörpers kann in adaptiver Muskelverkürzung und -verhärtung mit sekundärer Nervenkompression resultieren (Novak 1996, Oates und Daley 1996). Traumen wirken sich sowohl makroskopisch (z.B. durch Veränderungen der Thoraxapertur nach Klavikulafraktur) als auch mikroskopisch auf die komprimierenden Strukturen aus. Histologische Studien an Skalenus-Muskeln belegen den signifikanten posttraumatischen Zuwachs an Bindegewebe bei TOS-Patienten (Suh et al. 2001, Sanders 1996, Oates 1996). Des weiteren werden die mediane Sternotomie und Brustimplantate im Zusammenhang mit der Ätiologie des TOS diskutiert (Urschel und Razzuk 1998).

Hinsichtlich der **Epidemiologie** des TOS herrscht bezüglich der Verteilung, nicht jedoch bezüglich der Prävalenz der TOS-Typen, relative Übereinstimmung. Frauen mittleren Alters sind deutlich häufiger betroffen. Die Angaben zur geschlechtlichen Verteilung schwanken, liegen jedoch im Mittel bei 1:3,5 (m:w) (Wilbourn 8/1999, Jordan und Machleder 1997, Shukla und Frederick 1996, Oates und Daley 1996, Marinoni et al. 1987). Das Durchschnittsalter der Patienten liegt in den meisten Studien bei 38 Jahren (Wilbourn 8/1999, Jordan und Machleder 1997, Shukla und Frederick 1996, Papaloizos et al. 1995).

Das Auftreten der **Symptomatik** ist plötzlich oder langsam progredient und wird typischerweise durch Überkopfarbeiten oder das Tragen schwerer Gegenstände verstärkt (Mackinnon und Novak 1996). Die Symptomatik ist zu etwa 95% neurologischer und nur zu 5% vaskulärer Art (Plewa und Delinger 1998, Wenz und Husfeldt 1997, Oates und Daley 1996, Marinoni et al. 1987).
Die *neurologische TOS-Symptomatik* lässt sich, analog dem jeweiligen Plexuskompressionsort weiter differenzieren in eine obere (mediane), untere (ulnare) und eine kombinierte Symptomatik (Urschel und Razzuk 1998, Mackinnon und Novak 1996), wobei der Verteilung einer grossen Patientenstudie (n=2210) zufolge, 68% der Patienten eine ulnare, 21% eine kombinierte und 11% eine mediane

Symptomatik zeigten (Urschel und Razzuk 1998). Symptome sind vor allem Schmerzen, meist nächtliche Parästhesien mit morgendlicher Taubheit, Muskelschwäche, Verlust der Rechtshändigkeit, Verschlechterung der Handschrift, Kälteintoleranz, orbitale und okzipitale Kopfschmerzen (Plewa und Delinger 1998, Wenz und Husfeldt 1997, Oates und Daley 1996, Mackinnon und Novak 1996). Selten werden (bei sympathischer Beteiligung) auch atypische Brustschmerzen (Pseudoangina) und Raynaud-Symptomatik beschrieben (Urschel 1998, Mackinnon und Novak 1996[21)]). Eine Atrophie der intrinsischen Handmuskeln ist sehr selten und gewöhnlich mit dem Vorhandensein einer zervikalen Halsrippe vergesellschaftet (Mackinnon und Novak 1996). Der Fortgang der histopathologischen Veränderungen bei chronischer Nervenkompression korreliert direkt mit der Symptomatik der Patienten sowie den klinischen Befunden. Sensorisch beklagen die Patienten zunächst intermittierende, dann ständige Parästhesien und schließlich Taubheit. Motorisch imponieren zunächst Schmerzen im Versorgungsgebiet der Muskeln, später Muskelschwäche und schließlich Muskelatrophie. Im Rahmen sensorischer Testungen zeigt sich mit verstärkender Symptomatik zunächst eine Schwellenerhöhung der Vibrationsempfindung, dann Anomalien der Vibrations- und/oder Hautdruck-Messung und schließlich abnorme Zweipunktediskriminierung (Mackinnon und Novak 1996). Bei multipler Nervenkompression kann sich schon bei schwacher Einzelkompression durch kumulative Effekte eine Symptomatik wie beim Double-Crush-Syndrom (Plexuskompression + Karpaltunnel- oder Cubitaltunnel-Syndrom) zeigen, weshalb dieses differentialdiagnostisch abzugrenzen ist (Urschel 1998, Mackinnon und Novak 1996[21)+22)]). Angaben über die Koinzidenz dieser Syndrome schwanken zwar (Schelo et al. 1997), doch liegt diese in einigen Studien über 50% (Urschel 1998, Oates und Daley 1996, Mackinnon und Novak 1996). Als Komplikationen können sich Lähmungen manifestieren (Plewa und Delinger 1998, Wenz und Husfeldt 1997, Oates und Daley 1996).

Venöse TOS-Symptomatik zeigt sich bei etwa 4% der Patienten (Green 1998, Plewa und Delinger 1998). Sie zeigt sich in Form von Schwellung, Schweregefühl und Zyanose der oberen Extremität. Komplikationen sind eine Thrombose der Vena subclavia/axillaris (Paget-Schroetter-Syndrom) oder – selten – eine Lungenembolie (Green 1998, Wenz und Husfeldt 1997, Oates und Daley 1996).

Arterielle TOS-Symptomatik, mit nur 1-2% die seltenste Form, zeigt sich in Form von Ischämiezeichen: Schmerzen, Blässe, Pulslosigkeit und Kälte der betroffenen Seite

(Plewa und Delinger 1998, Wenz und Husfeldt 1997, Oates und Daley 1996, Mackinnon und Novak 1996). Sie reicht von milden Vasospasmen durch digitale Embolien bis hin zu schweren, jedoch seltenen digitalen Ischämien durch aneurysmatisch-bedingte Thromboembolisation der Arteria subclavia (Green 1998, Mackinnon und Novak 1996).

Die *Anamnese* von TOS-Patienten sollte sehr sorgfältig durchgeführt werden und Fragen zu Auftreten, Verstärkung und Abschwächung der Symptome, zu vorherigen/aktuellen Episoden und zu haltungsbetreffenden Veränderungen am Arbeitsplatz beinhalten (Novak 1996, Oates und Daley 1996). Ferner sollte nach exakten Mechanismen einer Verletzung, des Schmerzes (Lokalisation, Dauer, Ausstrahlung und Qualität), der Symptome und nach bisher abgelaufenen Behandlungsversuchen gefragt werden (Novak 1996). TOS-Patienten haben gewöhnlich eine lange Vorgeschichte und die grosse Mehrzahl (96%) beklagt mehr als vier Symptome, hat jedoch Schwierigkeiten eine Hauptbeschwerde zu artikulieren. In einer retrospektiv erstellten Mängelliste bezüglich nicht durchgeführter Dokumentationen in einer amerikanischen Notfallambulanz bei nachträglich diagnostizierten TOS-Patienten, rangierte das Versäumen, die Schmerzregion exakt zu dokumentieren, an erster Stelle (62%); bei den versäumten klinischen Untersuchungen „führten" die Provokations-Manöver (95%) (Shukla und Frederick 1996).

Da bisher kein definitiver klinischer oder objektiver Test für alle TOS-Patienten existiert, ist neben einer gründlichen Anamnese die *klinische Untersuchung* von grosser Bedeutung. Sie sollte die Halswirbelsäule, die Schulter-Region, die supraklavikulare/zervikoskapulare Region und die Extremität beider Seiten umfassen (Oates und Daley 1996, Mackinnon und Novak 1996). Dabei sollte auf Impingement-Zeichen, Bewegungsfreiheit, Druckschmerz, Nervenkompressions-Zeichen, verhärtete Musculi scaleni, muskuläre Funktionsanomalien und sensorische Unterschiede untersucht werden. TOS-Patienten zeigen oftmals eine Vorwärtshaltung mit einem Verlust der unteren Zervikallordose und Hyperextension der oberen Halswirbelsäule (Novak 1996, Oates und Daley 1996).

Die Nützlichkeit *elektrophysiologischer Diagnostik* ist zwar ebenfalls in einigen Studien teilweise umstritten (Cakmur et al. 1998, Oates und Daley 1996, Mackinnon und Novak 1996), wird aber von der überwiegenden Mehrzahl der Autoren positiv bewertet (Wilbourn 1/1999, Stanton et al. 1998, Urschel und Razzuk 1998, Cakmur et al. 1998, Plewa und Delinger 1998, Jordan und Machleder 1997, Shukla und Frederick 1996, Katirji und Hardy 1995). In der Diagnostik eines „disputed"-Neuro-TOS ist sie – per definitionem – unbrauchbar (Wilbourn 1/1999). Kritiker bezeichnen sie zumindest als nützlich in der differentialdiagnostischen Klärung von Nervenkompressions-Syndromen (NLG) und neuromuskulären Erkrankungen (EMG) (Urschel und Razzuk 1998, Plewa und Delinger 1998, Cakmur et al. 1998, Oates und Daley 1996, Mackinnon und Novak 1996). Bei der Nervenleitgeschwindigkeitsmessung wird ein Abfall der motorischen medianen und ulnaren sensorischen Amplituden, bei normalen sensorischen medianen und motorischen ulnaren Werten, als pathognomonisch für den klassischen Neuro-TOS beschrieben. Somatosensorisch-evozierte Potentiale sind unter Kritikern vor allem wegen der geringen Sensitivität umstritten (Jordan und Machleder 1997, Oates und Daley 1996, Mackinnon und Novak 1996). Befürworter erklären, die Sensitivität dieser Methode korreliere genau mit dem Schweregrad der neuronalen Schädigung (Urschel und Razzuk 1998, Plewa und Delinger 1998, Cakmur et al. 1998, Shukla und Frederick 1996, Katirji und Hardy 1995).

Bei Skalenus-bedingter Kompression ist auch die Durchführung eines EMG-gestützten Skalenus-Block-Test möglich. Dieser vermag durch zeitweise Relaxation des Muskels recht präzise Aussagen über die Erfolgsaussichten einer chirurgischen Dekompression zu geben (Jordan und Machleder 1997, Oates und Daley 1996).

Im Rahmen der *bildgebenden Diagnostik* werden Röntgenaufnahmen vor allem zur Aufdeckung ätiologisch bedeutsamer anatomischer (Knochen-) Anomalien herangezogen (Wilbourn 1/1999, Sanders 1996, Oates und Daley 1996, Mackinnon und Novak 1996). Darüberhinaus wird die Anwendung von CT- und MRT-gestützten Verfahren besonders im Zusammenhang mit der reinen neurologischen TOS-Komponente kontrovers diskutiert. Angiographie und Venographie sind sehr effektiv in der Darstellung vaskulärer Beteiligung, jedoch – genau wie die Plethysmographie – unbrauchbar bei rein neurologischer Symptomatik (Wilbourn 1/1999, Green 1998, Plewa und Delinger 1998, Oates und Daley 1996, Mackinnon und Novak 1996, Sanders 1996, Longley et al. 1992).

Einige Autoren empfehlen zunächst eine **konservative Therapie** anzustreben. Diese besteht vor allem aus Analgetika-Gabe, Haltungsschulung, Gewichtsreduktion und Korrektur des Muskelungleichgewichts. Ausnahmen zur Indikation bilden das Vorhandensein ischämischer und fortgeschrittener neurologischer Läsionen (NLG<60 m/s), die eine dringende chirurgische Intervention erfordern (Urschel und Razzuk 1998, Shukla und Frederick 1996, Novak 1996, Marinoni et al. 1987).

Die Indikation zur **chirurgischen Therapie** wird meist nach erfolgloser konservativer Therapie gestellt (Urschel und Razzuk 1998). Die Häufigkeit des Auftretens von zum Teil schweren Komplikationen ist umstritten (Bahm 2006, Franklin et al. 2000, Wilbourn 1999, Mackinnon et al. 1996, Urschel 1996, Mackinnon und Patterson 1996). Beim Vergleich der Resultate aller für TOS in Frage kommenden OP-Verfahren, zeigt sich, dass diese für Resektionen der 1.Rippe (unabhängig vom gewählten Zugang) und Skalenektomie nahezu identisch sind. Etwa 80% erzielen exzellente bis gute Ergebnisse (70% nach 5 Jahren). Ein Wiederauftreten der Symptomatik erfolgt jedoch zu 50% in den ersten sechs Monaten und zu 80% in den ersten beiden postoperativen Jahren. Bei den genannten Verfahren verbessert sich das Ergebnis nach erforderlicher Revision nochmals um etwa 15%. Lediglich die Skalenotomie schneidet deutlich schlechter ab (etwa 60% „gut") (Bahm 2006, Sanders 1996). Bei der Betrachtung des chirurgischen Therapieerfolges ist jedoch die Problematik der Follow-up-Beurteilung zu beachten; so existiert bisher keine prospektive – von einem unabhängigen Neurologen geprüfte – Studie mit Langzeit-Resultaten (Hug et al. 2006, Wilbourn 1999). Auch hier erklärt die Tatsache, dass bisher kein verlässliches objektives Kriterium zur TOS-Diagnostik existiert, die Problematik in der Beurteilung des Behandlungserfolges (Sanders 1996).

Provokative Positionsmanöver in der Diagnostik des TOS und deren anatomische Grundlagen

Die Region der oberen Thoraxapertur beinhaltet, neben dem Plexus brachialis, die Arteria und Vena subclavia. Die Arterie zieht – vom oberen Mediastinum kommend – hinter dem vorderen Skalenusmuskel im Bogen über die erste Rippe durch das interskalenäre Dreieck, welches vom vorderen und mittleren Skalenusmuskel und der ersten Rippe begrenzt wird. Oberhalb und posterolateral der Arterie verläuft der Plexus brachialis, dessen untere Fasern (C8/Th1) der Arterie direkt anliegen. Die Vena subclavia zieht hingegen vor dem vorderen Skalenusmuskel über die erste Rippe hinweg.

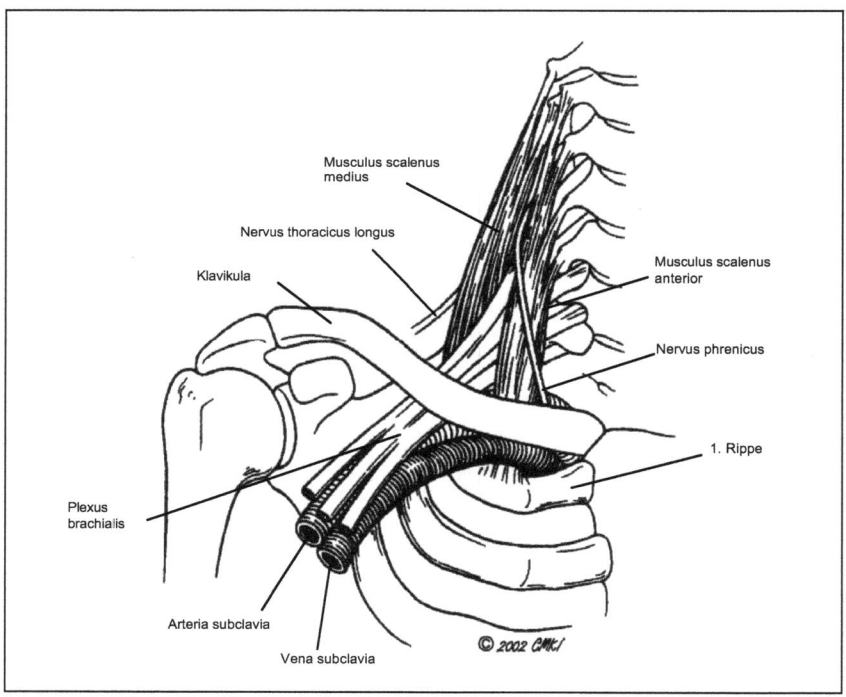

Abbildung 2 (Aus E. Atasoy (2004): Hand Clin. 20, S. 9, modifiziert)

Im weiteren Verlauf ziehen diese Strukturen als neurovaskuläres Bündel gemeinsam unter der Klavikula und dem Musculus subclavius in die Axilla, wobei sie den Musculus pectoralis minor nahe seinem Ansatzpunkt am Processus coracoideus unterkreuzen.

Die neurovaskuläre Kompression der oberen Thoraxapertur kann prinzipiell auf drei Ebenen entstehen.

Die proximale Kompressionsebene, die auch als Skalenus-anticus-Syndrom bezeichnet wird, beschreibt die Einklemmung von Arteria subclavia oder Plexus brachialis zwischen dem vorderen und mittleren Skalenusmuskel und der ersten Rippe. Zusätzlich ätiologisch in diesem Bereich bedeutsam sein können: das Vorhandensein einer zervikalen Halsrippe (in 0,5-1% der Bevölkerung) oder eines Musculus scalenus minimus (in 30-50% der Bevölkerung), ein prominenter Processes transversus (C7), selten Tumoren sowie ein häufiges Vorliegen fibromuskulärer Bänder (Redenbach und Nelems 1998, Atasoy 1996, Juvonen et al. 1995).

Die mittlere Kompressionsebene im Bereich des kostoklavikulären Raumes wird auf der Vorderseite durch die Klavikula, den darunter liegenden Musculus subclavius und das costocoracoide Band, posteromedial durch die erste Rippe und die Ansatzstellen des vorderen und mittleren Skalenusmuskel sowie posterolateral durch die Obergrenze der Skapula gebildet. Eine Kompression in diesem Bereich resultiert vor allem aus angeborenen oder erworbenen Veränderungen im Bereich von Klavikula und erster Rippe sowie strukturellen Veränderungen des Musculus subclavius, die besonders bei einer Hypertrophie des Muskels oder verdicktem kostoklavikularem Band, Kompressionen der Vena subclavia hervorrufen können. Darüberhinaus sind Veränderungen der Schulterposition und Traumen ätiologisch bedeutsam.

Eine distale Kompression des neurovaskulären Bündels (Hyperabduktions-Syndrom) im Bereich der Ansatzstelle des Musculus pectoralis minor am Processus coracoideus ist vergleichsweise selten und tritt häufig bei stämmigen jungen Männern auf, deren berufliche Situation häufiges Überkopfarbeiten erfordert (Atasoy 1996).

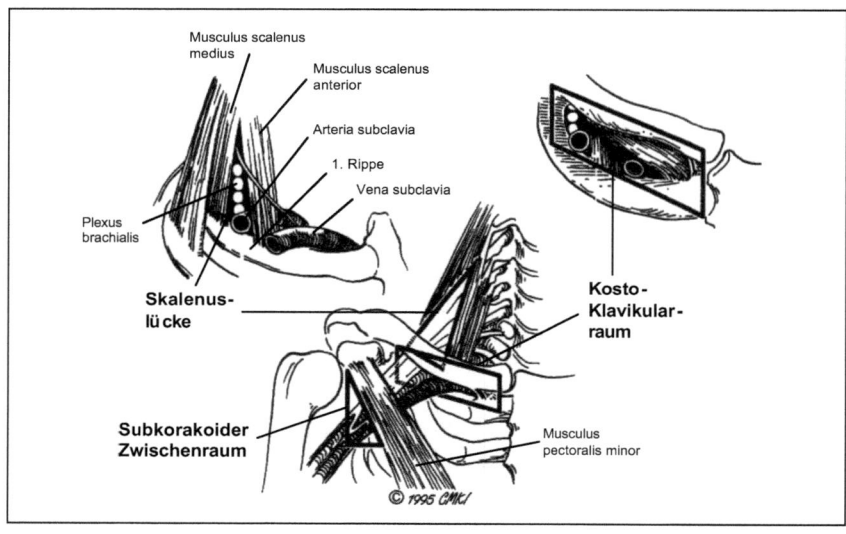

Abbildung 3 (Aus E. Atasoy (2004): Hand Clin. 20, S. 9, modifiziert)

An dieser Stelle sollen einige der wichtigsten Vertreter der provokativen Positionsmanövern vorgestellt werden:

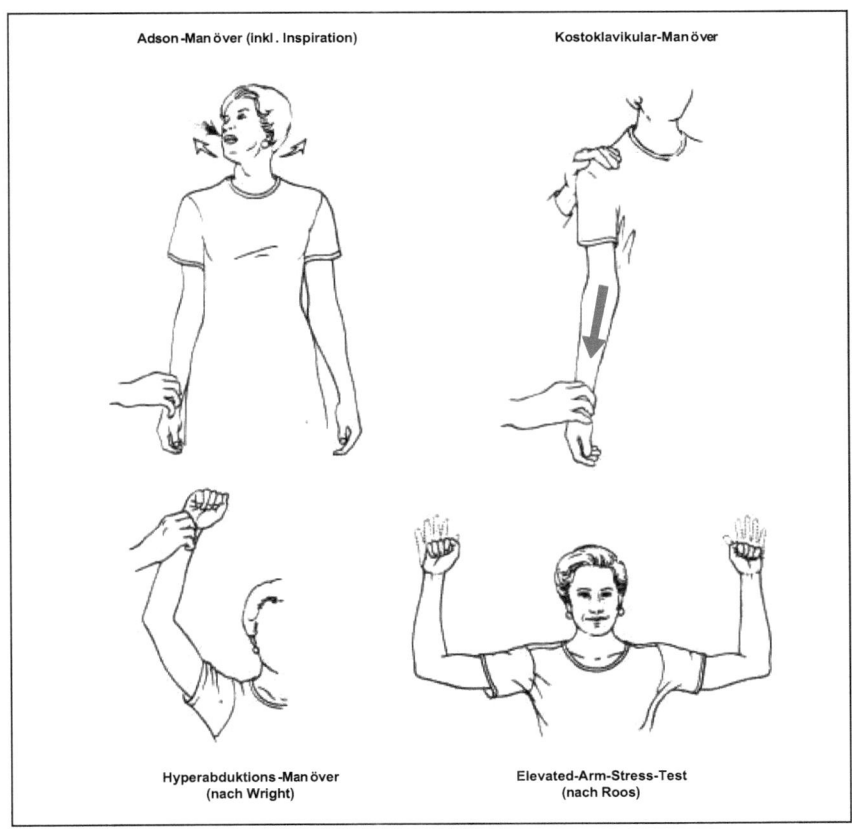

Abbildung 4 (Aus Atasoy, E. (1996): Thoracic outlet syndrome. Orthop. Clin. North Am. 27(2), S. 285, modifiziert)

Beim *Adson-Test* dreht der Patient den Kopf nach hinten und in Richtung der betroffenen Seite, während er tief inspiriert (Dauer: 30 Sekunden). Dies führt zu einer effektiven Verengung der Skalenus-Lücke mit fakultativer Kompression des Plexus brachialis und der Arteria subclavia. Der Test wird als positiv gewertet, wenn der Radialispuls verschwindet oder sich vermindert (Rayan 1998), Parästhesien auftreten oder Symptome reproduziert werden (Plewa und Delinger 1998, Shukla und Frederick 1996, Oates und Daley 1996, Rayan und Jensen 1995).

Beim *Kostoklavikularen Manöver* hält der Patient (für 1 Minute) die Schultern nach hinten unten und die Brust nach vorne (Military position). Dies führt durch Verengung des Kostoklavikularen Raumes zur gleichen Symptomatik wie beim Adson-Test (Plewa und Delinger 1998, Shukla und Frederick 1996, Oates und Daley 1996, Mackinnon und Novak, Rayan und Jensen 1995).

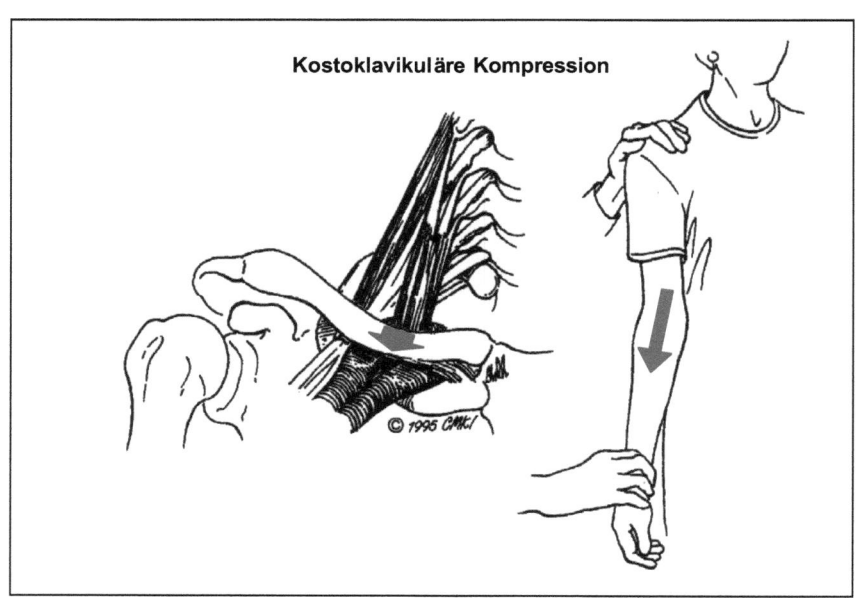

Abbildung 5 (Aus E. Atasoy (2004): Hand Clin. 20, S. 13, modifiziert)

Bei dem *Supraklavikularen-Druck-Test* komprimiert der Untersucher mit beiden Daumen den untersten Teil des Musculus scalenus anterior nahe der 1.Rippe (Dauer: 30 Sekunden). Dies bewirkt eine indirekte Kompression des Plexus brachialis. Eine Reproduktion der Symptome wird als positiver Befund gewertet (Plewa und Delinger 1998).

Der *Elevated-Arm-Stress-Test* (EAST) besteht aus einer 90°-Abduktion und Aussenrotation beider Arme, wobei die Schulter etwas nach hinten gehalten werden. Dann öffnet und schließt der Patient die Hände für die Dauer von 3 Minuten. Dabei kommt es zu einer Kompression des neurovaskulären Bündels durch Verengung des kostoklavikularen Raumes und Anspannung der Halsmuskeln. Der Test wird – je nach Autor – bei Reproduktion der Symptome oder Abbruch aufgrund von Schmerzen als positiv gewertet. Er wird als der sensitivste und zuverlässiste Test angesehen (Roos 2004 & 1999, Plewa und Delinger 1998, Shukla und Frederick 1996). Eine Verbesserung der Spezifität durch Verringerung der Testdauer auf 90 Sekunden wird diskutiert (Plewa und Delinger 1998). Die Relevanz dieses Tests bei der reinen neurologischen TOS-Form ist jedoch umstritten (Wilbourn 1999, Roos 1996).

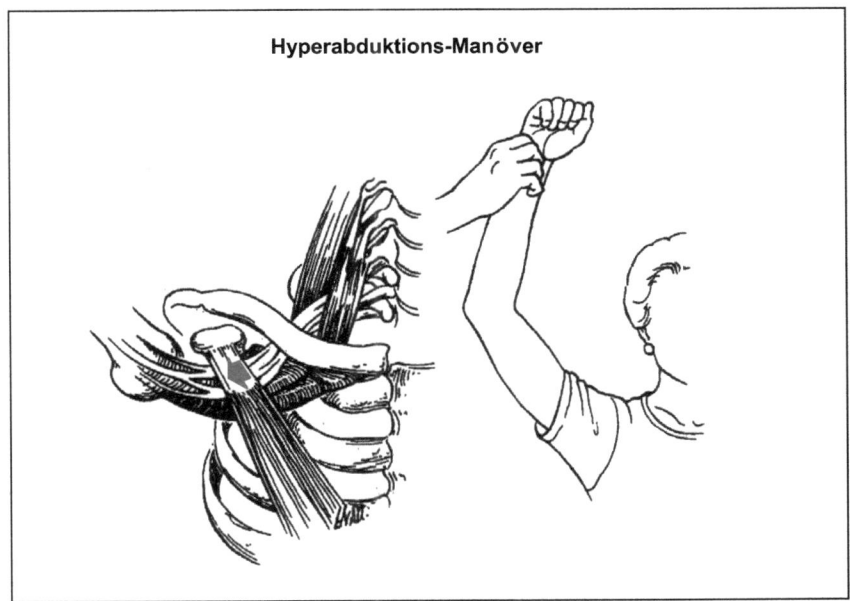

Abbildung 6 (Aus E. Atasoy (2004): Hand Clin. 20, S. 14, modifiziert)

Beim *Hyperabduktions-Test* (modifiziert nach Wright) vollführt der Patient eine 180°-Abduktion und Aussenrotation des betroffenen Armes. Dadurch kann es zu einer Kompression des neurovaskulären Bündels unterhalb der Sehne des Musculus pectoralis minor nahe seiner Ansatzstelle am Processus coracoideus kommen. Um falsch-positive Ergebnisse durch Kompression des Nervus ulnaris im Bereich des Ellbogens zu vermeiden, sollte der Ellbogen höchstens 45° gebeugt werden. Der

Test wird bei Verschwinden des Radialispulses, Auftreten von Parästhesien oder einer Reproduktion der Symptome positiv gewertet (Bahm 2006, Atasoy 2004, Rayan 1998).

Doppler- und Duplex-sonographische Verfahren in der Diagnostik des TOS

Im Frühstadium ist eine arterielle Kompression asymptomatisch oder minimal symptomatisch und deshalb nicht leicht zu diagnostizieren. Chronische intermittierende Kompression führt zu späteren pathologischen Veränderungen der Arterienwand. Die früheste Läsion ist typischerweise eine simple Stenose des Gefäßlumens, welche nach Dekompression spontan reversibel ist. Im Laufe der Zeit bilden sich, bedingt durch die chronische Entzündung, fibrotische Veränderungen der Arterie. Turbulenzen des Blutflusses, poststenotische Dilatation und sogar aneurysmatische Degeneration sind beschrieben. Die Folgen der fortgeschrittenen arteriellen Gefäßwandveränderungen reichen von kleineren mikroembolischen Ereignissen bis hin zu Thrombosen und zu potentiell die Extremitäten bedrohenden Ischämien. Dabei werden – wegen der Umgehungskreisläufe – Ischämien aufgrund thrombembolischer Komplikationen umso besser toleriert, je proximaler sie liegen (Patton 2004).

Zwar werden Doppler- und Duplex-sonographische Verfahren in der Diagnostik des vaskulären TOS von der überwiegenden Zahl der Autoren positiv bewertet, es existiert jedoch keine Übereinkunft, wie die Befunde zu erheben und daraufhin zu interpretieren sind (Ouriel 1998, Stanton et al. 1998, Green 1998, Shukla und Frederick 1996, Longley et al 1992 und 1993, Marinoni 1987).

Das normale triphasische Doppler-Signal des Armes hat drei Phasen: 1. schneller Fluss während der Systole, 2. gefolgt von einem Rückfluss während der Frühdiastole und 3., einer Wiederaufnahme des Vorwärtsflusses während der späten Diastole. Unterhalb einer hämodynamisch-wirksamen Stenose vermindert sich die Blutflussgeschwindigkeit in der Systole und es gibt keinen diastolischen Rückfluss. Dieses monophasische Signal ist einfach zu erkennen. Genau im Bereich der Stenose kommt es jedoch zu einem starken Anstieg der Flussgeschwindigkeit. Leider konnten bisherige Studien keine Korrelation zwischen dem quantitativen Ausmaß der Stenose und der Wellenformanalyse geben (Baxter 1993).

Die Doppler- und Duplex-sonographischen Untersuchungen werden mit der Durchführung von provokativen Positionsmanövern kombiniert, wobei die arteriellen Flussgeschwindigkeiten in verschiedenen, in der Literatur nicht einheitlich definierten Positionen, gemessen werden. Ebenfalls uneinheitlich ist die Definition eines pathologischen Befundes. Einige Autoren werten eine Dämpfung der Wellenform und Verminderung des Blutdrucks unter Positionsmanövern, bei normaler Wellenform in Neutralposition, bereits als pathologisch (Nossen 2001, Sobey et al. 1993, Stanton et al. 1988). Die meisten Autoren jedoch fordern mindestens einen postokklusiven Verlust der Wellenfom im Sinne eines monophasischen Signals, eine Beschleunigung der Flussgeschwindigkeit auf mindestens das Doppelte des Ausgangswertes (in Neutralposition) oder eine komplette Unterbrechung des Blutflusses (Longley et al. 1992, Hachulla et al. 1990, Baxter et al. 1990, Stanton et al. 1988). Wadhwani et al. (2001) teilten die ermittelten Befunde – analog zum progredienten Abduktionsgrad beim Hyperabduktions-Manöver - in verschiedene Kompressionsstadien ein: zunächst ergibt sich – bedingt durch eine beginnende Kompression – eine Flussbeschleunigung in der Arteria subclavia. Bei weiterer Kompression (Präokklusionsstadium) zeigt sich eine Verminderung der Flussgeschwindigkeit, gefolgt von einer Okklusion mit Sistieren des Blutflusses in Hyperabduktionsstellung. Bei Absenken des Armes zeigt sich ein typisches Rebound-Phänomen mit vermehrter Flussgeschwindigkeit. Lediglich eine Studie äußert sich zu den zu erwartenden pathologischen Befunden im Bereich der Vena subclavia, wobei entweder ein kompletter Flussstopp oder ein postokklusiver Verlust der atrialen und respiratorischen Dynamik in der Wellenform gefordert werden (Longley et al. 1992). Die Angaben in der Literatur bezüglich des Auftretens pathologischer Befunde bei asymptomatischen Probanden im Rahmen von Doppler-sonographischen Messungen während Positionsmanövern schwanken erheblich. Vergleicht man die falsch-positiven Werte bei Positionsmanövern alleine und in Kombination mit Doppler-sonographischen Messungen, so sprechen die deutlich niedrigeren Werte, in Kombination mit der Doppler-sonographische Untersuchung, gegen die ausschließlich klinisch interpretierte Durchführung von Positionsmanövern (Hachulla et al. 1990).

Fragestellung und Hypothese

Fragestellung:

Welche relevanten hämodynamischen Veränderungen ergeben sich im Fluss der Arteria subclavia und der Arteria radialis bei einer Normalbevölkerung durch Lageveränderungen (Positionsmanöver)?

Hypothese:

Bei einer Normalpopulation ist eine relevante lageabhängige Veränderung **nicht** zu erwarten.

Methodik

Studiendesign
Bei der vorliegenden Arbeit handelt es sich um eine klinisch-beobachtende Studie.

Probanden
Es wurden insgesamt 80 klinisch asymptomatische Probanden in die Studie eingeschlossen. Das Kollektiv wurde aus dem Bekanntenkreis des Promovanden sowie aus dem Personal der Neurologischen Klinik der Universitätsklinik Essen rekrutiert. Die Probanden wurden so gewählt, dass sie gemäß ihrem Lebensalter und Geschlecht in 8 Blöcke à 10 Probanden eingeteilt werden konnten. Die Altersblöcke umfassten das Lebensalter von 21-30, 31-40, 41-50 und 51 bis 60 Jahren.
Die Probanden wurden mündlich um Teilnahme an dieser Studie gebeten.

Ausschlusskriterien waren:
1. Verletzungen der Halswirbelsäule, der Schulter oder der oberen Extremität
2. Kompressions-Neuropathien
3. Fibromyalgie
4. Sympathische Reflexdystrophie
5. Polyneuropathie
6. Wurzelkompressions-Syndrom der Halswirbelsäule
7. Diabetes mellitus
8. Alkoholismus
9. Symptome vergleichbar mit TOS (Nacken-/Schulter-/Armschmerzen oder Parästhesien in den oberen Extremitäten)
10. Anamnestisch bekanntes Vorliegen einer Halsrippe
11. Diagnose eines Thoracic-Outlet-Syndroms

Von den 80 untersuchten Probanden waren 40 weiblich und 40 männlich. Das mittlere Alter betrug 41,1 Jahre (Standardabweichung ±12,3 Jahre, Spannweite 23-60 Jahre). 74 Probanden (92,5%) waren Rechtshänder und 6 Probanden Linkshänder (7,5%).

Studiendurchführung

Die Probanden wurden innerhalb eines 6-monatigen Zeitraums einmalig untersucht. Zu Beginn jedes Termins erfolgte die Dokumentation der Stammdaten, des Berufes, ausgeübter Sportarten sowie die Frage nach besonderen Überkopftätigkeiten und Nachvorne-Haltungen. Die Ausschließkriterien wurden abgefragt. Zwei Probanden wurden von der Studie ausgeschlossen (anamnestisches Vorliegen einer Halsrippe sowie einer Halswirbelsäulenskoliose mit Radikulopathie).

Nachdem die Probanden in die Studie eingeschlossen wurden, erfolgte die **klinische Untersuchung** der Probanden. Neben der Inspektion sowie der Sensibilitätsprüfung an Schulter, Armen und Händen wurde die Prüfung der Muskeleigenreflexe (Bizepssehnenreflex, Trizepssehnenreflex und Radiusperiostreflex) an den oberen Extremitäten durchgeführt. Die Halswirbelsäule wurde auf freie Beweglichkeit untersucht. Zusätzlich wurde beidseits der Radialispuls und der Blutdruck (nach Riva-Rocci) gemessen.
Danach wurde der Elevated-Arm-Stress-Test bis zur Dauer von maximal 90 Sekunden durchgeführt.

Die **Doppler- und Duplex-sonographischen Messungen** wurden in zwei Blöcken durchgeführt.
Im ersten Block wurde Duplex-sonographisch die Blutflussgeschwindigkeit der Arteria subclavia in vier Positionen gemessen (Neutralposition, 90°-Abduktion, 135°-Abduktion, 180°-Hyperabduktion).
Die Messungen wurde mit einem „Acuson 128"-Gerät durchgeführt. Alle Messungen wurden im Seitenvergleich und zusätzlich im Sitzen und im Liegen durchgeführt (Positionen 1 bis 16). Es wurde an typischer Position unterhalb der Clavikula mit einer 7,5 MHz-Sonde gemessen. Sobald ein arterielles triphasisches Signal zu sehen war, wurde das Bild „gefreezt", dann wurde mittels Caliper-Marker die maximale Flussgeschwindigkeit (in cm/s) markiert und ein Ausdruck gemacht. Zusätzlich wurde in allen Positionen geprüft ob ein venöser Fluss vorhanden war.

Im zweiten Block wurde Doppler-sonographisch an der Arteria radialis in fünf Positionen gemessen (Neutralposition, 30°-Abduktion unter Zug, Adson-Position ohne Inspiration & mit Inspiration nach 30 Sekunden, Reperfusion 15 Sekunden nach Herunternehmen des Armes).

Die Messungen wurde einem „Multi-DOP T"-Gerät der Firma DWL durchgeführt. Es wurden ebenfalls alle Messungen im Seitenvergleich und zusätzlich im Sitzen und im Liegen durchgeführt (Positionen 17 bis 36).

Die Messungen wurden an typischer Position am radialseitigen Handgelenk mit einer 8 MHz-Stiftsonde durchgeführt. Bei Vorliegen eines triphasischen Signals wurde das Bild „gefreezt" und ein Ausdruck gemacht. Die Maximalwerte wurde anhand der Skala (kHz) manuell bestimmt.

Insgesamt erfolgten pro Proband 36 Messungen. Die Messungen wurden im Ultraschall-Labor der Neurologischen Abteilung der Universitätsklinik Essen durchgeführt.

Position	Liegend/ Sitzend	Seite	Verfahren	Gefäß				
1 bis 4	sitzend	rechts	Duplex	Arteria subclavia	0°-Position	90°-Position	135°-Position	180°-Position
5 bis 8	sitzend	links	Duplex	Arteria subclavia	Neutralposition	Abduktion	Abduktion	Hyperabduktions-Manöver
9 bis 12	liegend	rechts	Duplex	Arteria subclavia				
13 bis 16	liegend	links	Duplex	Arteria subclavia				
17 bis 21	liegend	rechts	Doppler	Arteria radialis	0°-Position	30°-Position unter Zug	Adson-Position ohne Inspiration	Adson-Position mit Inspiration	0°-Position nach 15 sec
22 bis 26	liegend	links	Doppler	Arteria radialis	Neutralposition	Costoclavikular-Manöver		Adson-Manöver	Reperfusion
27 bis 31	sitzend	rechts	Doppler	Arteria radialis				
32 bis 36	sitzend	links	Doppler	Arteria radialis				

Tabelle 1: Übersicht der Doppler- und Duplex-sonographischen Messungen

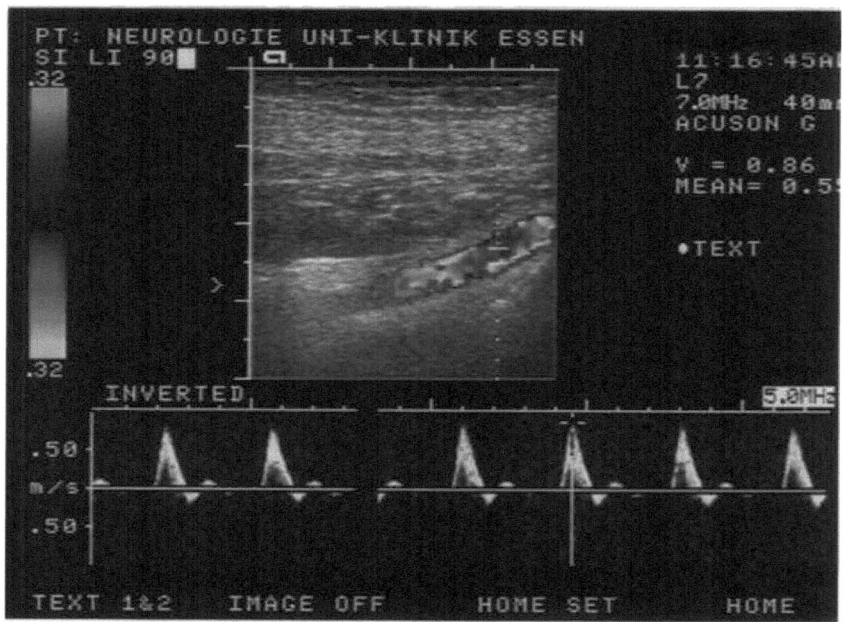

Abbildung 7: Ausdruck Messung Arteria subclavia

Der Ausdruck einer Messung an der Arteria subclavia zeigt in der oberen Bildhälfte das farbkodierte 2-D-Bild der Arteria subclavia links. In der unteren Bildhälfte sieht man die Spektraldarstellung mit dem typischen triphasischen Signal (systolischer Peak, frühdiastolischer Rückstrom und enddiastolischer Blutfluss). Zur Bestimmung der Flussgeschwindigkeit wurde der Caliper-Marker im Bereich der maximalen Amplitude gesetzt, sodass rechts oben die Flussgeschwindigkeit (hier 0,86 m/s) abgelesen werden kann.

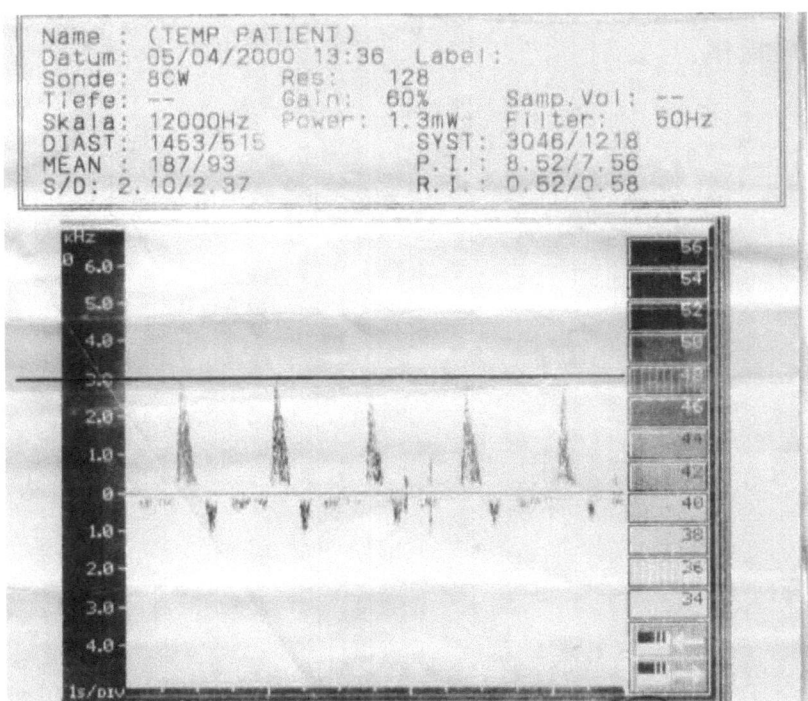

Abbildung 8: Ausdruck Messung Arteria radialis

Der Ausdruck einer Messung an der Arteria radialis zeigt das bidirektionale CW-Signal einer Messung an der Arteria radialis. Die Signalstärke wird in kHz gemessen (hier 3,0 kHz).

Proband	pos01	pos02	pos03	pos04	pos05	pos06	pos07	pos08	pos09	pos10	pos11	pos12	pos13	pos14	pos15	pos16
1	28	33	33	42	55	49	34	47	42	57	45	51	64	44	72	102
2	86	82	76	68	115	99	55	52	49	34	47	51	51	80	74	61
3	55	55	56	42	75	79	91	88	70	60	52	52	109	75	72	70
4	65	53	47	78	76	53	39	80	47	34	46	47	79	76	78	83
5	68	43	42	64	58	69	25	31	90	65	40	61	71	141	121	96
6	40	45	21	80	48	44	44	44	52	45	55	70	51	45	49	48
7	34	27	43	68	41	67	61	76	45	43	41	44	67	60	66	68
8	59	39	43	107	68	66	100	56	68	68	40	51	70	74	86	40
9	70	43	42	35	70	50	47	59	53	74	45	44	59	49	52	53
10	44	47	43	15	72	47	79	155	59	48	28	74	48	60	56	56
11	37	31	41	56	49	40	45	51	51	56	67	31	34	39	35	27
12	66	57	49	60	49	55	41	48	57	53	52	41	56	107	87	63
13	40	55	61	36	43	53	95	166	68	74	80	75	87	79	123	209
14	37	148	36	80	33	39	105	87	31	32	33	36	44	21	23	33
15	55	46	68	30	72	64	44	49	36	36	25	25	51	36	74	37
16	52	51	61	40	59	47	29	53	76	56	56	45	61	68	60	41
17	24	27	36	92	52	107	78	80	46	55	26	50	55	27	78	114
18	36	40	72	37	46	52	74	84	64	74	61	64	70	76	78	76
19	55	68	50	45	70	56	52	53	52	43	25	48	78	60	59	57
20	48	57	37	55	49	89	82	80	39	43	35	32	64	63	47	53
21	51	51	53	61	72	72	49	47	76	48	47	55	99	52	60	53
22	46	61	64	68	74	55	39	44	64	67	61	90	61	79	75	68
23	102	72	67	58	61	53	58	43	74	58	53	62	43	54	40	53
24	40	72	83	42	49	41	41	39	40	25	21	29	26	43	41	32
25	33	57	45	29	43	39	47	51	38	21	64	105	27	34	39	100
26	45	39	42	45	41	45	47	64	28	35	48	37	37	50	43	66
27	32	40	88	71	47	43	53	41	48	83	59	61	45	53	61	73
28	29	34	43	52	47	45	48	59	140	91	53	82	49	70	56	55
29	49	51	56	75	43	86	48	74	39	51	75	41	51	55	66	41
30	48	43	39	36	47	49	55	114	62	35	31	60	53	53	52	61
31	40	44	56	66	173	143	60	66	60	64	60	51	52	70	80	67
32	70	35	70	51	61	43	40	53	44	74	66	72	33	43	47	32
33	41	44	47	38	35	60	30	37	47	36	47	52	50	44	43	61
34	25	66	53	46	67	86	66	118	71	84	88	57	57	59	71	90
35	36	37	30	36	30	21	36	33	43	46	45	68	57	60	33	43
36	47	39	47	53	40	25	33	45	51	45	66	71	51	53	56	48
37	47	7	45	66	68	107	118	105	59	71	74	75	67	75	94	79
38	59	4	87	119	71	78	47	89	91	82	87	96	84	71	62	75
39	51	55	76	32	42	67	82	102	64	40	64	63	71	70	53	87
40	47	41	52	47	48	36	49	45	55	66	63	82	63	64	59	74
41	66	51	47	64	56	28	41	46	48	48	41	57	36	41	31	57
42	37	41	68	42	47	41	56	91	68	68	89	55	19	26	35	39
43	40	43	45	59	52	51	46	83	68	52	34	57	41	52	32	118
44	55	43	60	56	45	49	40	93	52	53	49	55	41	42	40	59
45	57	63	49	38	43	71	42	40	66	92	74	100	75	61	53	35
46	41	31	86	75	43	78	98	60	59	43	93	201	53	47	22	91
47	44	46	46	63	28	48	59	44	27	39	40	41	26	36	33	37
48	34	28	29	39	19	22	30	38	43	27	44	46	32	33	47	45
49	53	75	78	86	37	56	55	70	53	56	47	56	27	39	39	45
50	37	37	100	82	39	32	68	30	57	72	96	75	43	48	45	112
51	37	47	47	47	46	40	43	40	46	45	39	42	45	57	31	51
52	35	43	46	47	29	22	55	50	26	28	34	58	24	20	36	57
53	34	35	31	38	45	37	26	41	30	33	29	36	31	39	35	39
54	53	82	68	74	32	47	45	39	52	47	35	74	47	45	38	43
55	45	34	35	39	45	35	43	84	38	42	34	49	49	48	83	
56	33	35	41	64	35	31	35	44	30	37	40	47	28	29	29	47
57	46	37	24	60	57	33	31	38	44	27	57	47	39	35	72	55
58	47	46	37	29	59	41	42	35	29	30	28	43	36	35	35	31
59	37	29	27	60	47	35	26	94	48	40	50	33	36	43	41	71
60	19	36	43	23	31	23	28	37	31	35	31	31	31	45	19	30
61	32	29	43	48	40	25	34	64	47	29	32	52	53	39	39	90
62	32	33	38	80	60	68	61	43	40	30	60	60	43	46	71	49
63	53	32	41	55	63	55	64	51	34	23	41	26	21	24	29	30
64	25	20	23	18	20	25	38	46	28	27	16	44	43	27	39	34
65	19	29	30	49	23	39	32	52	24	25	20	49	26	28	24	49
66	41	43	53	55	27	39	37	25	53	34	45	47	41	34	37	29
67	33	38	28	35	22	39	66	37	35	34	25	46	32	22	30	38
68	30	32	29	35	66	27	29	46	44	27	44	31	25	26	41	51
69	29	47	31	43	35	38	59	38	29	25	30	26	27	29	25	68
70	23	26	31	55	35	53	43	57	26	50	33	20	59	35	24	39
71	29	32	41	41	47	29	31	44	42	21	40	24	43	44	48	41
72	26	29	25	28	32	32	43	30	31	30	32	34	31	19	23	23
73	44	88	33	45	47	123	71	79	37	36	36	37	36	67	61	29
74	33	39	56	45	37	37	51	48	37	35	36	49	45	36	43	60
75	39	35	53	35	41	29	55	46	45	37	37	47	39	40	39	59
76	42	35	17	38	43	46	60	46	39	38	45	42	45	41	29	55
77	27	35	33	41	34	45	32	37	32	31	21	24	35	45	38	25
78	40	35	37	38	37	35	51	72	40	25	37	45	33	34	38	38
79	21	39	29	41	24	44	47	45	27	39	35	46	43	33	56	120
80	48	36	60	55	60	43	61	35	45	37	36	70	41	46	57	56

Tabelle 2: Messwerte aller 80 Probanden, Messungen Arteria subclavia (cm/s)

Proband	pos17	18	19	20	21	22	23	24	25	26	27	28	29	30	31	32	33	34	35	36
1	5,0	3,7	4,1	4,0	5,0	6,0	4,1	5,0	3,5	5,0	3,4	4,7	4,8	4,4	3,2	2,6	3,0	2,9	2,8	4,0
2	10,2	3,1	8,8	9,0	9,8	6,5	5,9	10,4	11,5	10,5	9,2	3,2	10,0	13,2	8,5	4,1	10,5	8,8	10,8	8,0
3	10,7	6,3	9,0	4,5	10,0	10,3	6,8	7,5	9,0	10,0	9,0	11,0	7,7	9,0	6,2	5,0	8,6	10,0	0,0	8,8
4	4,6	5,3	2,9	3,9	5,3	5,8	4,9	6,0	5,0	5,3	3,5	3,5	4,4	3,0	5,0	3,8	3,8	4,4	1,5	5,0
5	6,6	5,0	0,8	1,8	5,0	7,5	3,2	4,8	4,3	4,1	6,3	6,2	3,8	0,3	7,5	3,2	5,2	0,0	0,2	3,2
6	6,0	6,8	7,1	8,1	9,8	8,6	8,1	8,5	7,5	4,4	4,4	3,1	7,5	1,2	4,3	8,5	4,4	5,6	6,2	7,6
7	7,1	10,0	8,7	7,1	5,3	10,2	11,6	9,0	10,4	6,8	6,8	12,0	11,4	7,3	5,5	12,0	15,5	17,9	19,0	18,7
8	5,6	1,5	3,8	3,5	3,5	8,6	7,3	4,4	1,9	5,3	2,2	8,8	0,7	0,0	4,9	3,6	9,8	0,8	0,6	3,8
9	9,1	10,3	3,1	2,5	3,2	5,0	5,3	8,8	7,0	6,8	4,6	1,2	3,1	5,0	3,7	3,3	3,9	6,5	0,6	3,2
10	11,2	10,0	10,0	8,9	11,0	3,2	5,9	6,8	11,2	4,3	7,1	5,8	0,5	0,5	4,0	2,5	1,3	5,6	0,7	4,1
11	6,2	5,9	6,8	7,8	7,2	7,4	8,8	6,8	5,2	6,8	5,0	6,0	5,4	3,2	5,0	5,5	5,8	5,4	0,8	5,7
12	7,3	4,0	7,1	4,0	3,7	4,0	6,2	6,6	11,5	11,2	5,1	5,1	11,5	12,0	5,5	6,0	1,9	8,0	9,0	4,1
13	4,9	4,5	7,0	2,8	7,0	3,5	3,3	3,0	2,5	3,6	7,0	7,8	7,3	0,3	5,6	4,3	5,5	4,5	0,0	4,7
14	2,3	2,6	2,0	0,8	4,9	2,5	2,2	2,7	3,7	3,0	3,3	5,6	2,0	2,7	2,7	2,3	4,7	5,2	3,7	2,7
15	6,2	8,0	3,0	3,0	8,0	3,9	1,6	2,5	4,9	2,3	3,8	7,5	3,8	4,5	3,9	2,5	8,5	6,3	5,0	2,5
16	3,0	2,2	1,6	1,8	3,0	2,5	2,9	2,1	2,2	2,7	2,3	2,0	4,2	1,7	2,6	2,4	2,4	3,2	2,0	4,0
17	3,8	5,7	5,0	2,0	3,5	9,5	8,5	7,6	9,0	4,0	3,7	2,1	7,2	0,0	5,3	2,8	1,0	8,8	5,0	11,0
18	11,5	10,5	4,9	4,0	13,0	13,0	6,8	4,5	2,5	5,0	8,8	8,0	9,0	1,0	13,0	7,5	8,7	8,7	0,5	9,0
19	3,4	4,6	2,5	3,7	4,0	5,0	1,5	3,6	0,0	5,3	4,0	2,8	0,6	0,5	4,9	6,5	2,8	0,5	0,5	2,2
20	6,0	4,2	9,0	0,0	7,5	5,0	7,5	4,0	0,0	3,8	7,1	9,0	9,0	0,0	8,7	7,0	3,6	5,0	0,6	5,0
21	9,5	11,2	6,3	11,3	5,0	7,6	0,0	5,0	1,2	7,5	6,3	0,0	8,5	1,0	9,0	7,5	0,0	10,0	1,0	5,0
22	4,4	3,7	3,5	3,0	5,0	5,0	4,0	3,3	4,0	3,8	4,0	2,2	10,0	10,0	8,3	3,7	2,4	7,7	7,5	3,9
23	6,0	4,0	3,0	5,0	6,3	4,0	7,5	3,3	7,5	5,0	4,2	2,3	7,7	7,9	3,0	3,2	4,0	3,0	2,5	3,8
24	2,6	3,0	2,0	1,5	3,3	3,0	0,5	1,7	1,6	3,3	1,5	2,4	3,5	3,4	4,0	1,2	0,8	1,4	2,0	2,1
25	5,6	3,0	7,5	2,5	3,8	3,6	3,6	3,0	2,5	5,4	8,8	6,0	2,5	3,8	3,6	2,3	1,2	2,3	2,2	6,3
26	4,2	3,7	2,1	2,6	3,5	4,5	2,5	2,9	2,9	3,6	3,8	4,5	4,9	5,0	3,9	8,8	5,1	3,0	3,7	6,1
27	6,5	3,8	4,0	3,0	5,0	5,0	4,9	3,5	3,5	4,2	3,1	4,7	3,6	3,2	11,0	3,7	3,6	4,9	4,1	5,2
28	2,8	4,6	9,8	9,9	4,0	7,6	8,7	6,0	9,0	3,1	6,2	10,8	8,7	3,8	5,0	7,7	7,7	8,6	0,5	4,0
29	1,2	3,0	3,0	4,0	2,9	4,2	3,1	2,5	2,5	2,8	4,0	3,8	6,8	3,0	8,5	3,6	3,5	2,8	2,4	4,2
30	6,0	3,9	4,0	6,3	5,2	2,6	3,7	3,6	0,0	6,6	3,6	3,7	5,0	1,1	3,8	4,5	3,7	6,2	0,0	3,6
31	4,0	7,5	4,0	3,7	3,9	3,0	3,7	2,5	2,5	2,7	4,9	3,8	3,9	3,0	3,7	3,2	3,7	2,3	3,7	0,0	5,0
32	2,7	4,1	3,2	3,0	2,1	4,1	6,0	7,1	2,5	4,8	2,7	2,5	2,7	4,0	2,5	2,7	2,2	7,5	2,3	2,0
33	4,0	3,7	3,5	2,8	3,6	2,2	4,2	5,0	5,0	4,1	3,0	1,0	8,5	5,8	3,3	2,6	2,5	8,7	7,3	5,0
34	4,0	3,6	3,6	4,2	10,0	3,8	2,5	4,5	9,0	3,6	5,9	3,6	6,5	6,2	4,1	3,8	3,5	6,5	6,6	4,1
35	3,0	7,1	2,5	2,6	2,9	2,6	4,0	2,5	2,7	2,9	3,0	2,9	3,0	3,9	5,0	2,7	4,2	7,5	5,0	2,7
36	3,0	3,0	7,0	2,7	3,6	2,6	3,2	2,2	2,0	2,7	2,5	2,1	2,9	3,8	2,4	0,0	0,8	3,2	3,5	4,3
37	5,1	0,8	5,0	3,6	9,3	5,3	3,8	5,3	5,3	5,5	4,7	3,6	7,0	3,5	7,2	4,2	3,5	10,0	7,2	5,4
38	2,5	2,7	2,4	5,8	2,9	3,3	1,1	2,5	4,0	2,5	2,1	2,0	2,1	2,1	2,3	2,2	2,0	3,5	2,0	2,2
39	3,8	2,5	5,3	5,0	5,3	6,0	6,2	4,0	4,5	5,0	3,7	3,8	5,8	3,8	5,0	4,7	6,0	5,6	4,2	5,0
40	3,6	3,9	2,8	3,0	5,0	3,7	2,0	2,8	2,0	5,0	2,1	0,6	2,6	0,5	2,6	2,6	2,5	7,0	2,5	4,4
41	6,2	4,8	1,2	4,7	5,1	7,0	5,0	3,0	3,6	3,0	3,3	3,7	3,0	5,0	7,5	10,0	2,8	3,9	12,0	5,5
42	2,8	3,9	5,8	7,0	3,0	8,7	6,0	7,3	6,2	7,0	3,7	2,5	4,5	0,0	6,0	5,8	6,3	0,0	0,0	3,0
43	5,0	1,5	2,5	4,0	5,3	2,3	2,0	7,0	5,0	4,0	2,1	2,1	3,6	2,2	3,0	1,4	3,7	3,4	0,0	3,1
44	3,8	3,5	3,0	2,6	5,0	5,0	4,6	3,6	3,0	6,0	3,0	3,5	2,4	1,2	3,3	2,5	1,7	3,0	1,6	3,0
45	7,0	6,0	4,2	5,2	5,9	3,7	4,6	4,5	7,5	3,5	3,8	2,9	6,0	3,5	4,1	3,2	2,1	6,0	2,5	4,6
46	4,0	1,0	2,1	2,3	4,0	1,3	1,0	1,0	1,0	1,9	3,0	2,0	2,0	2,3	3,7	1,3	1,1	2,4	1,4	1,9
47	2,4	1,5	5,0	1,7	2,7	2,5	2,4	2,7	2,0	4,8	1,0	1,0	3,7	3,7	3,0	2,3	0,4	3,0	2,5	3,0
48	3,0	2,7	3,6	3,0	3,7	3,3	3,3	3,8	3,9	3,9	3,0	3,1	4,0	2,7	3,9	2,3	3,1	3,5	2,6	3,6
49	4,0	0,4	2,3	2,8	3,6	3,6	4,9	5,4	6,0	1,6	1,4	3,3	4,0	7,5	2,8	6,6	5,4	3,2	4,7
50	2,8	3,8	3,3	4,3	2,3	2,6	4,2	3,0	4,2	2,5	2,0	1,7	2,3	1,8	2,6	2,2	1,8	4,4	0,5	2,9
51	4,5	3,1	2,3	2,8	3,0	2,8	2,5	3,2	2,9	3,0	2,9	2,7	4,1	4,7	3,0	2,4	2,3	2,8	3,0	2,6
52	2,5	3,0	2,5	3,5	3,5	2,5	2,5	2,2	1,6	2,0	2,0	2,9	4,1	3,5	2,5	3,0	2,0	1,6	3,0	2,4
53	1,6	1,5	2,3	2,0	2,0	1,2	0,8	1,2	1,2	1,0	1,2	1,0	1,8	1,9	1,9	1,0	1,8	1,6	1,6	2,4
54	2,1	2,3	4,0	2,6	3,0	2,0	1,8	1,4	1,3	1,5	2,4	1,9	1,5	2,5	2,3	2,8	1,6	4,3	2,6	2,0
55	1,5	1,5	2,6	5,6	2,0	1,3	1,0	1,0	0,9	1,2	1,5	1,0	2,0	2,2	2,9	1,0	1,0	1,9	1,2	2,0
56	2,0	1,2	1,0	0,0	3,3	1,2	1,3	1,6	0,6	0,9	1,0	2,5	1,4	1,4	5,0	2,8	0,8	2,0	1,5	1,8
57	2,4	4,0	2,3	1,8	4,2	1,6	1,3	1,6	2,2	2,5	2,0	1,5	4,3	2,3	4,5	1,6	1,2	1,2	1,5	3,2
58	1,0	0,9	1,0	1,0	1,0	1,1	0,7	1,4	1,5	1,5	1,2	1,0	1,7	1,4	1,5	1,3	1,0	2,4	2,5	2,9
59	1,5	1,3	1,0	1,1	2,1	1,9	1,5	1,2	0,0	2,2	1,8	1,4	2,2	2,2	2,1	1,9	1,5	2,8	2,7	3,0
60	1,6	1,0	3,7	2,5	3,8	1,5	2,0	1,7	1,5	2,0	1,2	1,4	1,7	2,0	2,5	1,8	1,5	1,6	2,0	2,2
61	2,3	2,0	2,5	1,7	2,5	2,0	2,1	2,4	2,3	1,6	2,5	1,8	2,2	2,2	3,3	1,8	1,2	3,5	2,6	2,4
62	2,0	1,7	1,5	1,5	2,4	2,0	2,0	1,2	1,5	2,0	1,4	1,3	3,7	2,5	5,2	2,2	1,9	3,3	1,4	2,4
63	1,6	1,8	1,7	0,6	1,6	2,0	0,0	0,8	0,8	2,5	3,7	0,0	1,8	2,0	2,2	1,5	1,1	1,6	0,7	4,6
64	1,7	2,0	1,7	2,0	3,5	2,8	2,3	2,8	2,9	2,8	1,6	1,5	3,0	3,0	1,5	2,3	3,0	3,3	3,0	2,5
65	2,1	2,5	2,6	2,3	2,2	1,5	1,6	1,6	1,9	1,6	1,3	3,0	2,0	2,1	2,0	1,4	1,9	2,2	1,6	1,6
66	2,4	6,0	1,9	3,0	3,0	2,1	3,0	2,2	1,8	2,6	2,8	1,9	1,3	1,2	3,8	3,0	2,4	2,1	2,3	3,0
67	2,8	5,0	2,1	2,0	3,4	3,0	0,9	1,8	1,7	2,4	2,8	2,5	3,0	2,5	3,7	1,6	2,4	2,9	2,3	3,0
68	2,2	0,7	0,9	1,0	4,0	3,5	1,0	3,3	3,0	2,7	5,0	4,0	6,5	3,0	2,4	2,3	4,1	4,0	3,0
69	3,9	4,0	3,0	3,6	4,0	3,0	3,8	3,1	3,5	3,5	4,2	4,1	3,2	3,5	5,0	2,5	2,3	3,3	3,8	3,6
70	3,0	4,7	3,0	1,7	3,0	3,5	5,0	2,8	3,0	2,7	4,0	3,0	3,2	3,2	2,0	2,6	4,8	2,8	1,8	4,4
71	2,7	2,3	3,0	3,0	3,0	2,2	2,0	4,3	4,0	2,7	2,5	3,6	2,8	3,2	5,0	3,6	3,5	4,0	4,8	3,3
72	2,5	1,7	2,2	1,0	4,1	2,0	2,4	1,4	0,7	2,6	1,7	2,0	2,8	1,8	1,8	1,3	1,2	1,8	1,1	1,5
73	2,7	2,4	1,6	2,2	3,0	2,5	2,3	1,6	2,0	3,6	3,0	3,0	3,3	2,8	4,0	1,5	2,2	3,8	2,1	2,8
74	3,5	1,2	1,6	1,8	1,5	1,7	0,5	1,2	1,2	1,7	2,3	2,4	4,3	2,3	5,3	1,5	2,3	3,8	1,5	2,4
75	2,6	6,0	0,0	1,3	1,2	1,9	2,4	4,8	2,0	1,7	1,7	1,4	3,8	2,3	1,8	2,2	1,7	4,6	3,2	1,3
76	1,9	2,3	1,3	1,3	2,0	2,1	2,8	2,0	1,8	2,3	1,0	2,4	2,0	2,0	2,1	1,2	1,1	1,7	2,3	1,4
77	1,7	1,7	1,6	1,2	1,4	2,1	2,5	1,2	1,4	1,7	1,0	1,1	2,6	1,6	3,5	1,3	0,9	1,6	2,0	2,7
78	1,8	3,3	1,5	1,5	1,3	1,6	2,0	1,5	4,0	1,5	1,4	1,6	1,3	1,2	1,5	1,0	1,8	2,3	1,8	1,3
79	2,1	1,8	2,0	1,6	3,5	1,8	1,6	2,1	1,2	1,8	1,2	6,0	4,8	5,0	0,8	1,8	1,8	1,3	1,0
80	1,0	1,0	1,2	1,4	1,2	1,0	1,0	1,5	1,4	1,3	1,2	1,4	1,2	0,7	1,3	0,7	1,8	1,5	1,4	1,5

Tabelle 3: Messwerte aller 80 Probanden, Messungen Arteria radialis (kHz)

Proban	sex	age	han	RRsystr	RRdiasr	RRsystl	RRdiasl	Puls li	Puls re	EAS	sec	Job/Hobby
1	2	25	1	135	75	135	90	96	94	2	0	Studentin, kein Sport
2	1	27	1	130	80	140	85	92	92	2	0	Student, Radfahren
3	1	29	1	110	70	120	70	84	84	2	0	Bassist, Kontrabass
4	1	29	1	120	80	125	85	48	48	2	0	Student, Tennis
5	1	28	1	110	80	100	80	70	68	2	0	Student, Fitness
6	2	56	1	110	80	110	80	80	80	2	0	Tanz-Pädagogin., Fitness
7	2	60	1	140	80	140	85	62	64	2	0	Hausfrau
8	2	23	1	115	75	110	80	80	80	2	0	Studentin
9	2	24	1	100	75	100	70	68	68	2	0	Studentin
10	1	27	1	120	80	120	80	62	62	2	0	Student
11	2	34	1	100	60	90	60	64	64	2	0	MTA, Fitness
12	1	34	1	145	90	145	100	68	72	2	0	Student
13	2	27	1	130	80	130	80	84	84	2	0	MTA
14	2	35	1	130	100	130	100	60	60	2	0	Student
15	2	25	1	125	85	115	75	76	76	2	0	Studentin
16	1	32	1	130	80	120	70	62	62	2	0	Student
17	1	28	1	120	85	120	85	72	72	2	0	Student, Tennis
18	2	54	1	140	85	135	80	80	80	2	0	Hausfrau
19	2	46	1	130	90	130	90	64	60	2	0	MTA
20	1	27	1	125	90	120	80	84	78	2	0	Student
21	2	24	1	130	75	130	85	88	84	2	0	Studentin, Jazztanz
22	2	24	1	100	60	105	60	78	82	2	0	Studentin, Basketball
23	1	25	1	140	90	140	90	80	80	2	0	Student, Fussball
24	2	35	1	120	90	120	80	70	70	2	0	MTA
25	1	46	1	110	70	110	80	76	72	2	0	Graphiker
26	2	44	1	130	90	120	80	72	72	2	0	Ergotherapeutin, Schwimmen
27	2	25	1	125	80	125	80	78	78	2	0	Studentin, Tennis, Handball
28	2	49	1	130	80	130	80	78	78	2	0	Psychologin, Schwimmen
29	1	30	2	150	110	150	100	84	84	2	0	Pfleger, Schwimmen
30	1	50	1	130	90	130	90	78	78	2	0	Archivar, Fahrradfahren
31	2	39	1	115	75	115	75	72	72	2	0	Sekretärin
32	2	43	1	115	75	115	75	72	72	2	0	Physiotherapeutin
33	1	33	1	115	80	120	80	72	72	2	0	Hochschulassistent, Biologe
34	2	29	1	110	70	100	70	84	84	2	0	Werbekauffrau, Fitness
35	2	32	1	120	80	120	80	60	60	2	0	MTA, Jogging
36	2	54	1	125	85	125	85	90	90	2	0	Sekretärin
37	2	27	1	105	70	105	70	66	68	2	0	Studentin
38	2	45	1	120	75	120	75	70	70	2	0	Sekretärin
39	1	37	1	110	80	110	80	82	84	2	0	Hausmann, Jogging
40	2	35	2	125	90	125	90	80	80	2	0	Krankenschwester, Jogging, Fitness
41	1	49	1	135	90	130	85	70	70	2	0	Dipl. Psychologe
42	1	39	1	120	75	120	75	68	66	2	0	Messebauer
43	2	41	2	105	70	105	70	90	90	2	0	Eventmanagerin, Kung-Fu
44	2	52	1	130	80	130	80	56	56	2	0	Physiotherapeutin, Eistanz
45	1	31	1	140	100	130	95	90	86	2	0	Schreiner
46	2	32	1	115	75	115	80	76	72	2	0	Studentin, Fitness
47	2	57	1	110	80	110	80	54	54	2	0	Lehrerin, Tennis
48	2	49	1	100	70	100	70	80	80	2	0	Pflegerin, Schwimmen, Pflegetätigkeiten
49	1	43	1	120	70	120	80	90	90	2	0	Künstler
50	2	27	1	120	80	120	80	110	110	2	0	Journalistin
51	2	48	1	130	90	125	90	80	80	2	0	Haushälterin, Haushaltstätigkeiten
52	2	59	1	130	80	125	75	75	75	2	0	Apothekenhelferin, Tennis
53	2	56	1	140	80	135	90	80	80	2	0	Kauffrau
54	2	36	2	110	80	110	80	84	80	2	0	Pediaterin, Yoga
55	1	36	1	120	85	115	80	80	80	2	0	Kardiologe
56	2	54	1	110	80	110	80	84	84	2	0	Maklerin, Autofahren
57	1	33	1	110	70	110	70	80	80	1	60	Hotelier
58	2	40	1	120	80	120	80	72	72	2	0	Kaufmann, Fahrrad
59	2	41	1	130	80	120	80	80	80	2	0	Graphikerin
60	1	58	2	160	110	160	110	80	80	2	0	Handelsvertreter
61	1	34	1	135	90	130	85	84	84	2	0	Wachmann
62	1	25	1	115	75	115	75	72	72	2	0	Medizinstudent, Volleyball
63	1	48	1	130	80	130	85	96	96	2	0	Steuerfachassistent
64	1	59	1	150	100	140	90	80	80	2	0	Unternehmensberater, Segeln
65	1	48	1	135	90	135	90	84	84	2	0	Pfleger
66	1	53	1	120	80	120	80	80	80	2	0	Künstler, Fahrrad
67	1	59	1	165	105	165	105	80	80	2	0	Künstler, Fahrrad
68	2	56	1	150	100	140	90	80	80	2	0	Grafik-Designerin, Yoga
69	1	56	1	130	90	130	85	70	70	2	0	Akademischer Rat, Volleyball
70	1	32	1	120	80	120	80	84	84	2	0	Graphiker
71	1	56	1	130	100	130	90	90	90	2	0	Handelsvertreter
72	1	60	1	140	90	140	90	80	80	2	0	Galvano-Ingenieur, Tauchen
73	1	54	1	140	90	135	80	80	80	2	0	Kaufmann
74	1	56	1	120	80	110	70	80	80	2	0	Pfleger
75	2	48	1	150	100	145	95	100	100	2	0	Sekretärin
76	1	59	1	115	80	115	80	80	78	2	0	Jurist, Radfahren
77	1	47	1	125	85	120	80	85	85	2	0	Lehrer
78	1	58	1	120	80	120	80	60	60	2	0	Ingenieur, Tennis
79	1	48	1	130	90	130	90	100	100	2	0	Ingenieur, Rudern
80	1	56	1	160	110	160	110	70	70	2	0	Beamter, EDV

Tabelle 4: Messwerte aller 80 Probanden, Klinische Untersuchung, Berufe/Hobbies

Statistik

Statistische Methoden

Zu überprüfen ist die Hypothese, dass in den Fließgeschwindigkeiten bei der gesunden Normalpopulation keine lageabhängigen hämodynamischen Veränderungen zu erwarten sind.
Dazu wurden die statistischen Verteilungen der gemessenen Werte miteinander verglichen.
Zunächst wurden deskriptiven Statistiken für alle gemessenen Merkmale berechnet. Hierzu wurden zur Charakterisierung folgende Parameter verwendet: arithmetischer Mittelwert, Median, Minimum und Maximum, Standardabweichung und Konfidenzintervalle für den Mittelwert.
Darüber hinaus wurden aus den Originalmessungen zusammengefasste Merkmale abgeleitet, für die ebenfalls Verteilungsvergleiche vorgenommen wurden.
Die Ergebnisse wurden in Form von Tabelle und wissenschaftlichen Diagrammen abgebildet.

Zur Prüfung auf statistisch signifikante Unterschiede wurde die Verteilung der Messwerte untersucht. Dabei zeigte sich, dass in den meisten Fällen keine Gauss'sche Normalverteilung vorliegt.
Aus diesem Grunde wurden ausschliesslich nicht-parametrische statistische Verfahren verwendet (*Mann-Whitney-U-Test, Jonckhere-Terpstra-Test, Wilcoxon-Test*).
Bei Durchführung von paarweisen Mehrfachvergleichen wurde bei der Beurteilung der Signifikanz eine Bonferroni-Adjustierung vorgenommen. Die statistischen Berechnungen wurden in Zusammenarbeit mit einem Statistiker (Statistik-Service Dr. Gladitz, Berlin) mittels SPSS® durchgeführt.

Ergebnisse

Deskriptive Statistik

| | MW | Median | Min | Max | Std-Abw. | S.E. MW | 95% CI ||
							UG	OG
pos01	43,2	41	19	102	14,7	1,6	39,9	46,4
pos02	44,4	41	4	148	19,1	2,1	40,2	48,7
pos03	48,0	45	17	100	17,4	1,9	44,1	51,8
pos04	52,3	48	15	119	19,1	2,1	48,1	56,6
pos05	49,9	47	19	173	21,4	2,4	45,1	54,6
pos06	50,9	45	21	143	23,2	2,6	45,8	56,1
pos07	51,6	47	25	118	19,2	2,1	47,3	55,8
pos08	59,3	49	25	166	27,0	3,0	53,3	65,3
pos09	49,8	47	24	140	18,6	2,1	45,7	54,0
pos10	46,6	43	21	92	17,9	2,0	42,6	50,6
pos11	45,8	44	16	96	16,5	1,8	42,1	49,5
pos12	53,5	49	20	201	24,5	2,7	48,0	58,9
pos13	48,3	45	19	109	18,0	2,0	44,3	52,3
pos14	49,6	45	19	141	20,2	2,3	45,1	54,1
pos15	50,9	47	19	123	21,1	2,4	46,2	55,6
pos16	59,7	55	23	209	28,6	3,2	53,3	66,0

Tabelle 5: Deskriptive Statistiken der Messungen an der Arteria subclavia (Positionen 1-16)

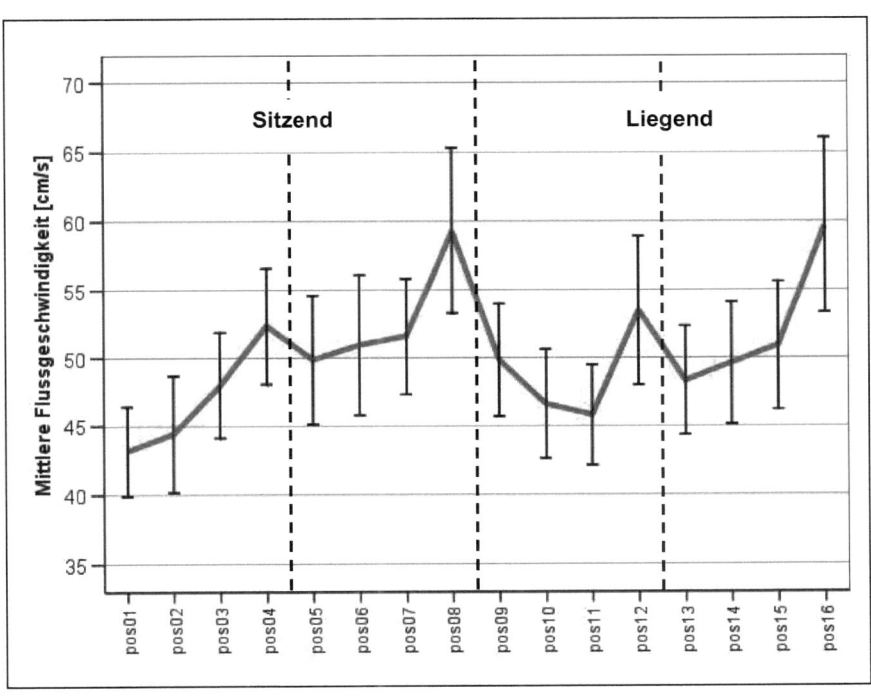

Abbildung 9: Mittelwertprofil der Messungen an der Arteria subclavia mit 95%-Konfidenzintervallen (Die Untersuchungsblöcke sind durch gestrichelte Linien getrennt.)

Bei den Messungen an der Arteria subclavia zeigt sich ein kontinuierlicher Anstieg der Flussgeschwindigkeit mit zunehmender Abduktion des Armes im Sitzen beidseits sowie im Liegen linksseitig. Bei der Messung rechtsseitig im Liegen (Pos. 9-12) zeigt sich zunächst ein Abfall der Flussgeschwindigkeit in der 90°- und 135°-Abduktion mit konsekutivem Anstieg.

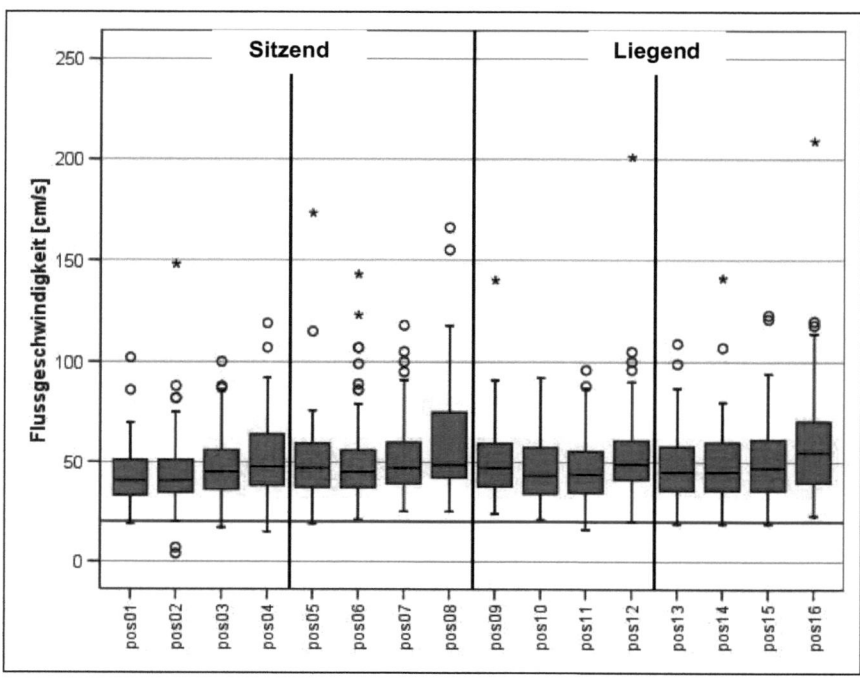

Abbildung 10: Boxplot der Flussgeschwindigkeiten an den einzelnen Positionen bei den Messungen an der Arteria subclavia, o: Ausreisser, ★: Extremwerte, weitere Erklärung siehe Anhang D)

Im Unterschied zu den Mittelwertprofilen zeigen die Boxplot-Diagramme die ganze Verteilung der Werte. Hieran wird ersichtlich, dass eher „Ausreisser" nach oben als nach unten auftreten („Ausreisser" sind Werte die zwischen 1,5 und 3 Interquartilsabständen ober-/unterhalb der oberen/unteren Quartile liegen, siehe auch Erklärung Seite 66).

Beim Hyperabduktionsmanöver (Pos. 4/8/12/16) sind bei allen Messungen deutlich erhöhte Werte gemessen worden.

	MW	Median	Min	Max	Std-Abw.	S.E. MW	95% CI	
							UG	OG
pos17	4,0	3,2	1,0	11,5	2,4	0,3	3,50	4,58
pos18	3,8	3,4	0,4	11,2	2,4	0,3	3,21	4,29
pos19	3,6	3,0	0,0	10,0	2,3	0,3	3,04	4,08
pos20	3,3	2,8	0,0	11,3	2,2	0,3	2,80	3,81
pos21	4,3	3,6	1,0	13,0	2,4	0,3	3,73	4,81
pos22	3,9	3,1	1,0	13,0	2,5	0,3	3,36	4,47
pos23	3,6	3,0	0	11,6	2,5	0,3	3,02	4,11
pos24	3,6	3,0	0,8	10,4	2,2	0,2	3,12	4,09
pos25	3,6	2,6	0	11,5	2,8	0,3	2,93	4,18
pos26	3,8	3,2	0,9	11,2	2,1	0,2	3,29	4,22
pos27	3,4	3,0	1,0	9,2	2,0	0,2	2,99	3,89
pos28	3,3	2,6	0	12,0	2,5	0,3	2,78	3,89
pos29	4,2	3,6	0,5	11,5	2,6	0,3	3,64	4,80
pos30	3,1	2,6	0	13,2	2,5	0,3	2,58	3,69
pos31	4,3	3,9	1,3	13,0	2,2	0,3	3,80	4,80
pos32	3,3	2,6	0	12,0	2,2	0,3	2,76	3,76
pos33	3,2	2,4	0	15,5	2,6	0,3	2,64	3,81
pos34	4,3	3,5	0	17,9	2,9	0,3	3,65	4,94
pos35	2,9	2,3	0	19,0	3,0	0,3	2,20	3,52
pos36	3,9	3,2	1,0	18,7	2,5	0,3	3,32	4,43

Tabelle 6: Deskriptive Statistiken der Messungen an der Arteria radialis

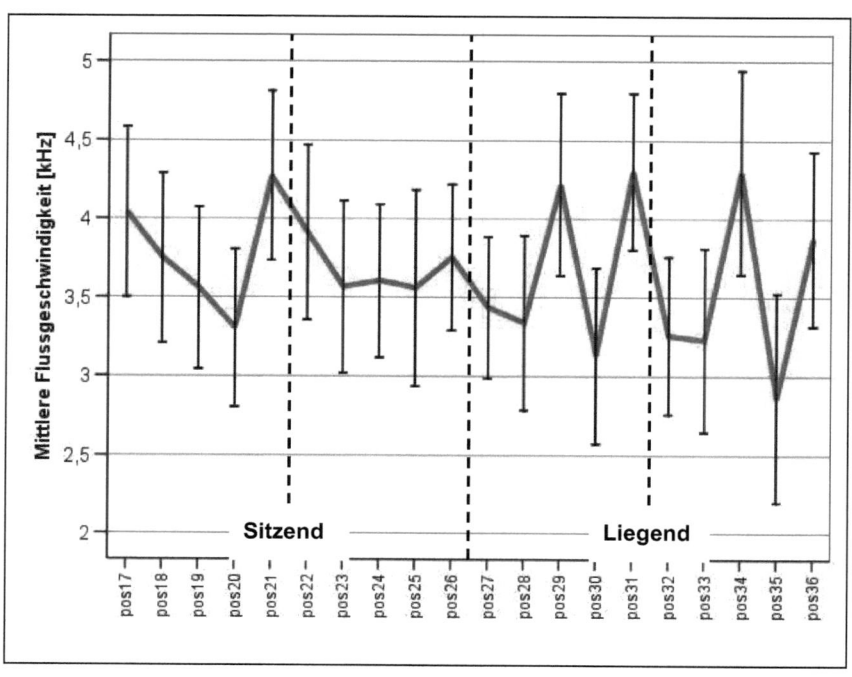

Abbildung 11: Mittelwertprofil der Messungen an der Arteria radialis mit 95%-Konfidenzintervallen (Die Untersuchungsblöcke sind durch gestrichelte Linien getrennt.)

Bei den Messungen an der Arteria radialis zeigt sich tendentiell ein Anstieg bei der Reperfusionsmessung (Pos. 21/26/31/36), wobei im Sitzen ein zusätzlicher „Peak" in der Adson-Position ohne Inspiration (Pos. 29/34) zu sehen ist.

Darüber hinaus sieht man einen Abfall beim Costoclavikular-Manöver (Pos. 18/23/28/33) in Relation zur Null-Position (Pos. 17/22/27/32) sowie bei zusätzlicher Inspiration beim Adson-Test (Pos. 20/25/30/35) in Relation zur Messung ohne Inspiration (Pos. 19/24/29/34).

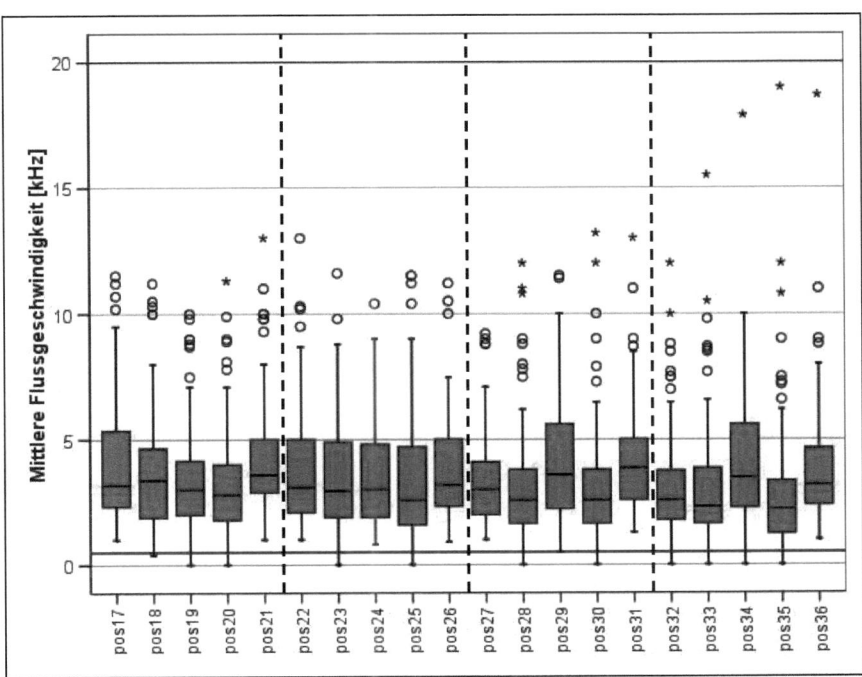

Abbildung 12: Boxplot der Flussgeschwindigkeiten an den einzelnen Positionen bei den Messungen an der Arteria subclavia. o: Ausreisser, ★: Extremwerte, die Untersuchungsblöcke sind durch gestrichelte Linien getrennt, weitere Erklärung siehe Anhang D)

Die „Boxplot"-Darstellung (Erklärung siehe Anhang) für die Messungen an der Arteria radialis zeigt im Vergleich zu den Arteria-subclavia-Messungen eine häufigere Unterschreitung der pathologischen Grenze (hier 0,5 kHz).

Gruppenvergleiche

	Ge-samt	Geschlecht			Altersgruppen					Händigkeit		
		M	W	p	21-30	31-40	41-50	51-60	p	re	li	p
pos01	43,2	43,8	42,7	0,928	50,6	43,6	42,5	36,2	0,003	43,1	43,8	0,48
pos02	44,4	44,9	44,1	0,634	47,5	51,0	40,2	39,2	0,016	44,0	49,3	0,31
pos03	48,0	44,3	50,5	0,116	54,7	51,2	46,4	40,1	0,005	47,5	54,0	0,16
pos04	52,3	48,6	55,4	0,153	60,5	50,4	52,9	45,7	0,017	52,1	55,7	0,43
pos05	49,9	47,0	53,1	0,192	63,6	51,1	45,7	39,1	0,000	50,5	41,8	0,33
pos06	50,9	52,5	49,8	0,617	68,0	49,4	44,4	41,4	0,000	51,1	48,7	0,95
pos07	51,6	50,6	52,2	0,916	63,3	49,4	44,8	47,8	0,050	52,3	42,7	0,30
pos08	59,3	57,6	61,8	0,327	70,9	56,1	60,3	50,2	0,058	59,1	61,8	0,86
pos09	49,8	47,4	52,1	0,252	56,9	52,6	51,3	39,5	0,000	49,9	49,5	0,73
pos10	46,6	40,5	52,2	0,003	57,7	48,1	44,6	36,4	0,000	46,3	50,7	0,32
pos11	45,8	41,7	48,7	0,063	53,4	46,9	43,5	39,5	0,008	45,6	47,8	0,86
pos12	53,5	48,2	58,4	0,080	56,6	59,2	54,6	44,6	0,015	53,2	56,7	0,51
pos13	48,3	46,6	50,3	0,357	62,7	49,7	41,2	39,2	0,000	48,5	45,7	0,82
pos14	49,6	48,8	50,5	0,252	63,1	50,4	45,3	39,5	0,000	49,5	50,5	0,53
pos15	50,9	49,4	52,7	0,484	72,2	46,3	42,5	41,5	0,000	51,6	42,3	0,33
pos16	59,7	56,4	61,6	0,472	75,8	54,4	62,0	46,9	0,005	59,6	60,8	0,98

Tabelle 7: Gruppenvergleiche der Messwerte an der Arteria subclavia

Dargestellt werden die Mittelwerte der einzelnen Messgrössen (Positionen 1-16: Arteria subclavia) in den Subgruppen der potentiellen Einflussgrössen (Geschlecht, Alter, Händigkeit) mit den zugehörigen Signifikanzen (p-Werte).
Bezüglich dem Geschlecht und der Händigkeit wurde der *Mann-Whitney-U-Test* für paarweise Vergleiche verwendet.
Zur Prüfung auf Unterschiede zwischen den Altersgruppen wurde der *Jonckere-Terpstra-Test* eingesetzt. Dieser ist trennschärfer (liefert schon bei kleineren

Unterschieden Signifikanzen) als der sonst übliche *Kruskal/Wallis-Test*, weil er berücksichtigt, dass die Altersgruppen ein ordinales Skalenniveau besitzen.

Bei Betrachtung der Signifikanzen zeigt sich, dass zwischen den verschiedenen Altersgruppen höchst oder zumindest hoch signifikante Unterschiede bestehen.

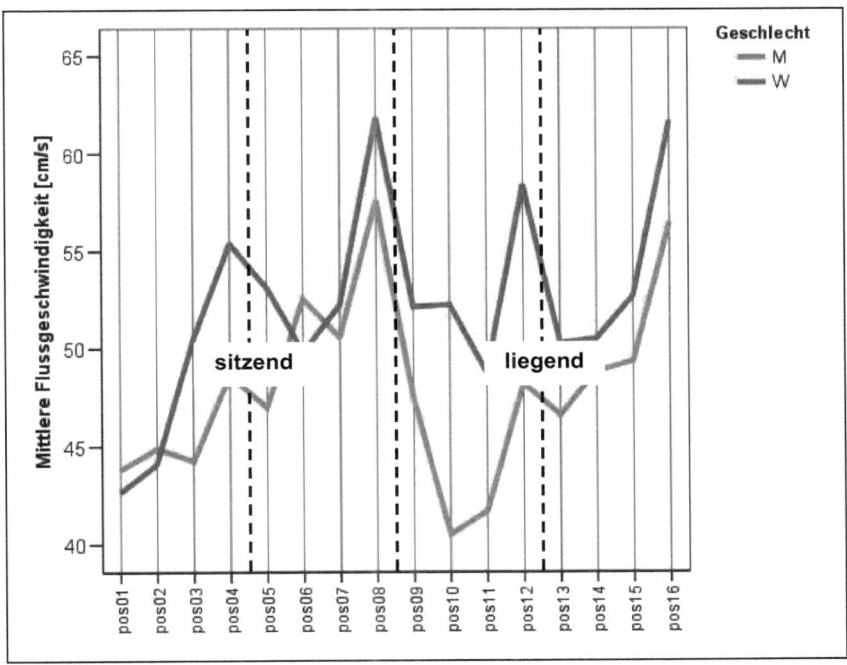

Abbildung 13: Mittelwertprofile nach Geschlecht, Messungen Arteria subclavia

Bei Betrachtung der Mittelwertprofile nach Geschlecht hat es den Anschein, dass die Männer tendenziell niedrigere Werte aufweisen. Nach eingehender Untersuchung durch Testung mittels *Mann-Whitney-U-Test* sind jedoch nur die Positionen 10, 11 und 12 signifikant.

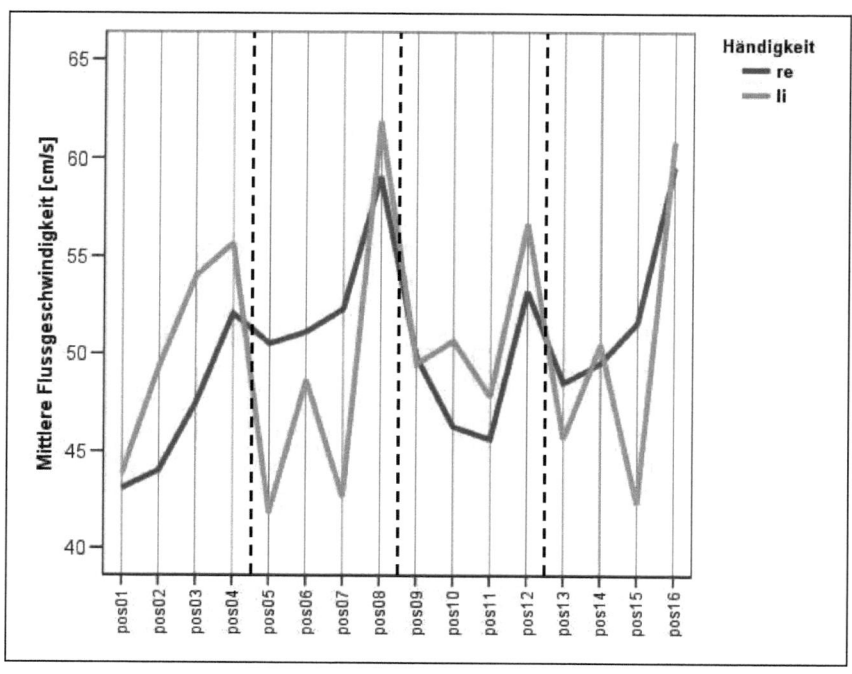

Abbildung 14: *Mittelwertprofile nach Händigkeit (die Untersuchungsblöcke werden durch die gestrichelten Linien getrennt)*

Bei Betrachtung der Mittelwertprofile nach Händigkeit ergibt sich das Bild einer Rechts-Links-Umkehr.

Beide Gruppen zeigen niedrigere Werte auf ihrer dominanten Seite, d.h. Rechtshänder zeigen rechts niedrigere Werte als links, bei Linkshändern verhält es sich eher umgekehrt.

Die Unterschiede sind jedoch wegen der geringen Fallzahl der Linkshänder (n=6) nicht signifikant.

	Ge-samt	Geschlecht			Altersgruppen					Händigkeit		
		M	W	p	<= 30	31-40	41-50	51+	p	re	li	p
pos17	4,0	3,9	4,2	0,28	6,0	3,5	3,4	3,2	0,000	4,1	2,9	0,20
pos18	3,8	3,4	4,1	0,55	4,9	3,6	3,0	3,4	0,008	3,8	2,5	0,19
pos19	3,6	3,5	3,7	0,36	4,7	3,4	2,9	3,1	0,001	3,6	3,2	0,67
pos20	3,3	3,1	3,5	0,32	4,1	3,3	3,3	2,6	0,016	3,3	3,1	0,60
pos21	4,3	4,0	4,6	0,20	6,0	3,8	3,2	3,9	0,002	4,3	4,2	0,61
pos22	3,9	3,6	4,3	0,14	5,4	3,3	3,4	3,4	0,000	4,0	3,1	0,63
pos23	3,6	3,6	3,5	0,57	4,8	3,4	3,0	3,1	0,005	3,6	2,6	0,35
pos24	3,6	3,4	3,8	0,26	4,9	3,2	3,5	2,9	0,003	3,6	3,2	0,64
pos25	3,6	3,7	3,3	0,94	5,2	3,5	2,7	2,8	0,003	3,6	2,6	0,52
pos26	3,8	3,8	3,8	0,39	4,9	3,7	3,5	3,0	0,003	3,8	3,6	0,95
pos27	3,4	3,4	3,5	0,68	4,9	3,1	3,1	2,7	0,000	3,5	2,5	0,28
pos28	3,3	3,0	3,7	0,34	4,5	2,7	3,0	3,1	0,111	3,4	2,2	0,29
pos29	4,2	4,2	4,3	0,97	5,6	4,1	3,5	3,6	0,003	4,3	3,1	0,19
pos30	3,1	3,2	3,1	0,44	3,8	3,1	3,0	2,6	0,364	3,2	1,9	0,16
pos31	4,3	4,3	4,3	0,56	6,0	3,7	3,8	3,7	0,000	4,3	3,7	0,28
pos32	3,3	2,9	3,7	0,16	3,8	2,9	3,5	2,9	0,003	3,3	2,5	0,60
pos33	3,2	3,0	3,5	0,52	4,2	2,8	2,9	2,9	0,024	3,3	2,4	0,65
pos34	4,3	3,7	4,9	0,09	5,5	4,2	3,6	3,8	0,005	4,3	3,7	0,72
pos35	2,9	2,7	3,1	0,37	2,9	2,8	2,4	3,3	0,499	2,9	1,9	0,61
pos36	3,9	3,8	4,0	0,89	4,8	3,5	3,3	3,8	0,001	3,9	3,2	0,59

Tabelle 8: Gruppenvergleiche der Messwerte an der Arteria radialis

Dargestellt sind erneut die Mittelwerte der einzelnen Messgrössen (Positionen 17-36: Arteria radialis) in den Subgruppen der potentiellen Einflussgrössen (Geschlecht, Alter, Händigkeit) mit den zugehörigen Signifikanzen (p-Werte).

Bezüglich dem Geschlecht und der Händigkeit wurde der *Mann-Whitney-U-Test* für paarweise Vergleiche verwendet.

Zur Prüfung der Unterschiede auf Unterschiede zwischen den Altersgruppen wurde der *Jonckere-Terpstra-Test* eingesetzt. Dieser ist trennschärfer (liefert schon bei kleineren Unterschieden Signifikanzen) als der sonst übliche *Kruskal/Wallis-Test*, weil er berücksichtigt, dass die Altersgruppen ein ordinales Skalenniveau besitzen.

Bei Betrachtung der Signifikanzen zeigt sich auch hier eine starke Abhängigkeit der Messwerte vom Alter der Probanden.

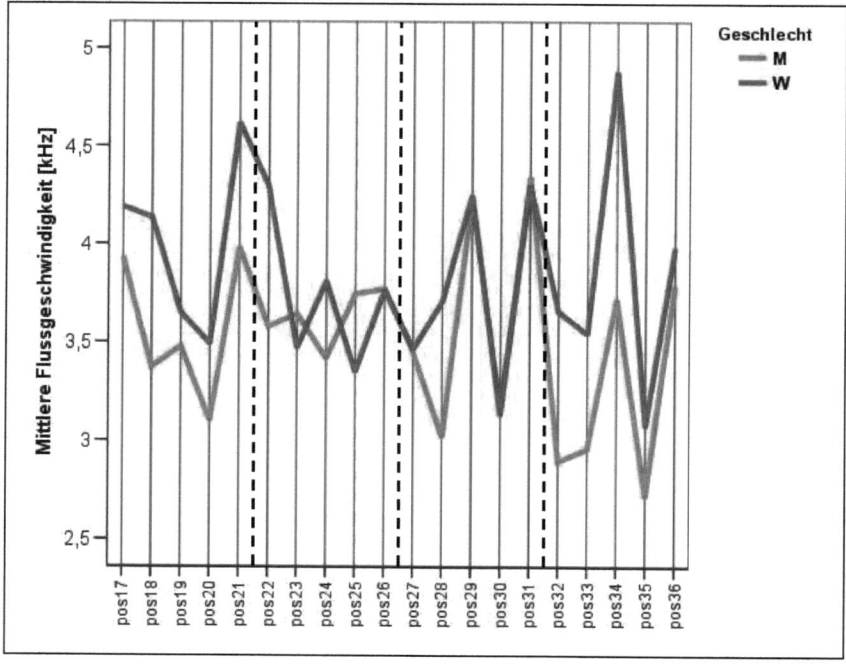

Abbildung 15: Mittelwertprofile nach Geschlecht, Messungen an der Arteria radialis

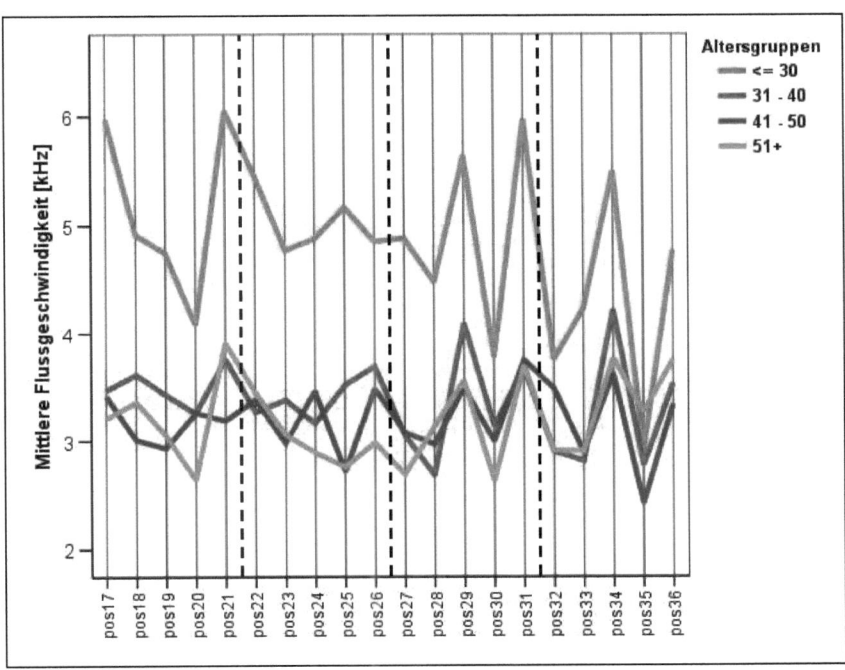

Abbildung 16: *Mittelwertprofile nach Altersgruppen (die Untersuchungsblöcke sind durch gestrichelte Linien getrennt)*

(Zu Abb. 15 & 16) Deutlich erhöht sind alle Werte in der Altersgruppe von 21-30 Jahren.
Auch die anderen Altersgruppen zeigen einen nahezu monotonen Verlauf (kleiner werdend mit zunehmendem Alter).

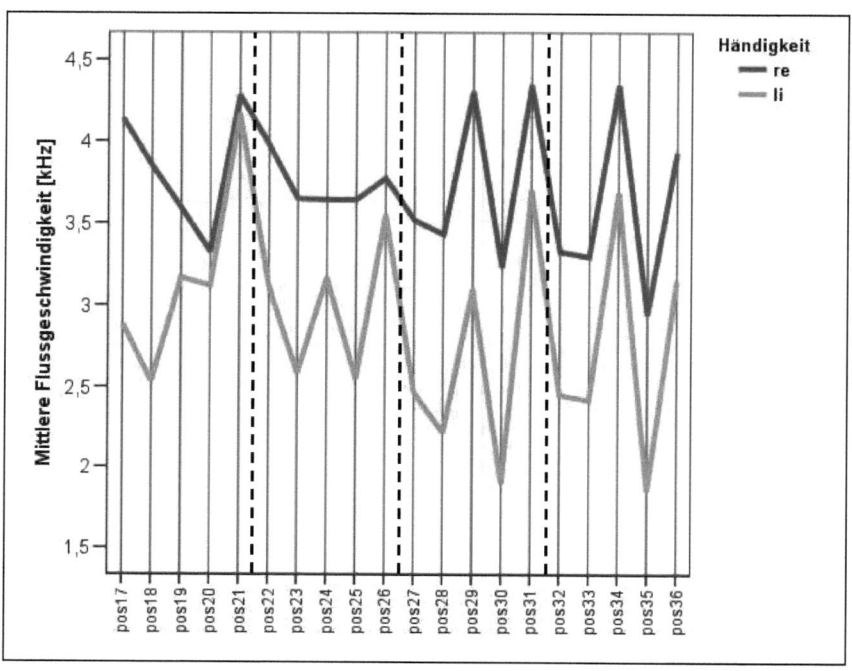

Abbildung 17: Mittelwertprofile nach Händigkeit, Messungen an der Arteria radialis (die Untersuchungsblöcke sind durch gestrichelte Linien getrennt)

Bei der Untersuchung an der Arteria radialis entsteht der Eindruck, dass die Linkshänder durchweg geringere mittlere Flussgeschwindigkeiten aufweisen. Wegen der wenigen Fallzahl (6 LH) in der Stichprobe konnte dieser Umstand jedoch nicht als signifikant verifiziert werden.

Konstruktvergleiche abhängiger Merkmale

Um zuverlässigere Werte zu erhalten wurden vergleichbare Positionen für beide Arterien gemittelt und diese danach gegenübergestellt.

	Mittelwert	Korrelation	p Wilcoxon
Alle Werte Arteria subclavia rechts (Pos. 1-4 und 9-12)	47,9	0,56	0,004
Alle Werte Arteria subclavia links (Pos. 5-9 und 13-16)	52,5		
Alle Werte Arteria radialis rechts (Pos. 17-21 und 27-31)	3,7	0,85	0,048
Alle Werte Arteria radialis links (Pos. 22-26 und 32-36)	3,6		
Alle Werte Arteria subclavia sitzend (Pos. 1-8)	49,9	0,57	0,749
Alle Werte Arteria subclavia liegend (Pos. 9-16)	50,5		
Alle Werte Arteria radialis sitzend (Pos. 27-36)	3,6	0,81	0,405
Alle Werte Arteria radialis liegend (Pos. 17-26)	3,7		

Tabelle 9: Konstruktvergleiche aller Messwerte

Bei den Konstruktvergleichen zeigte sich lediglich ein Rechts-Links-Unterschied bei den Messungen an der Arteria subclavia. Bei den Vergleichen der Messwerte Sitzend zu Liegend ergaben sich bei den Messungen an beiden Arterien keine signifikanten Unterschiede.

subcla_0_alle (Pos. 1/5/9/13)	subcla_90_alle (Pos. 2/6/10/14)	subcla_135_alle (Pos. 3/7/11/15)	subcla_180_alle (Pos. 4/8/12/16)
47,8	47,9	49,1	56,2

Tabelle 10: Paarvergleiche aller Messungen an der Arteria subclavia im Verlauf (Mittelwerte)

Es wurden jeweils die gleichen Messungen (die Nullposition, die 90°-Position, die 135°-Position sowie die 180°-Position) in allen vier gemessenen Lagen (rechts/links sowie sitzend/liegend) gemittelt um diese anschliessend miteinander statistisch zu vergleichen.

Statistik für Test (c)

	180° - 135°	180° - 90°	180° - 0°	90° - 0°	135° - 0°	135° - 90°
p	0,000	0,000	0,000	0,720	0,403	0,228

Tabelle 11: Signifikanzen (p-Werte) für alle paarweisen Vergleiche (Messungen an der Arteria subclavia)

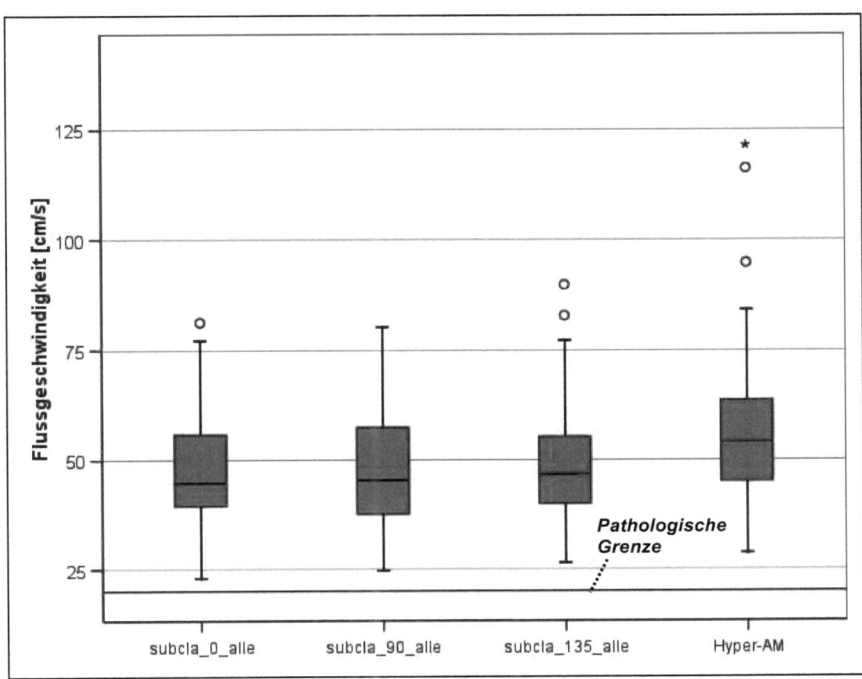

Abbildung 18: Boxplot-Darstellung der Konstruktvergleiche für die Messungen an der Arteria subclavia (o: Ausreisser, ★: Extremwerte, weitere Erklärung siehe Anhang D)

Es zeigt sich besonders im Konstruktvergleich eine signifikante Erhöhung der Werte bei Durchführung der 180°-Abduktion (Hyperabduktionsmanöver), während die anderen drei Positionen nahezu identische Werteverteilungen aufweisen. Wenn man den Mittelwerte der ersten drei Positionen und dessen Standardabweichung berechnet, zeigt sich, dass die Werte von 35% (28 von 80 Probanden) darüberliegen, wohingegen in einer Normalbevölkerung nur etwa 16% der Werte oberhalb der ersten Standardabweichung zu erwarten wären.

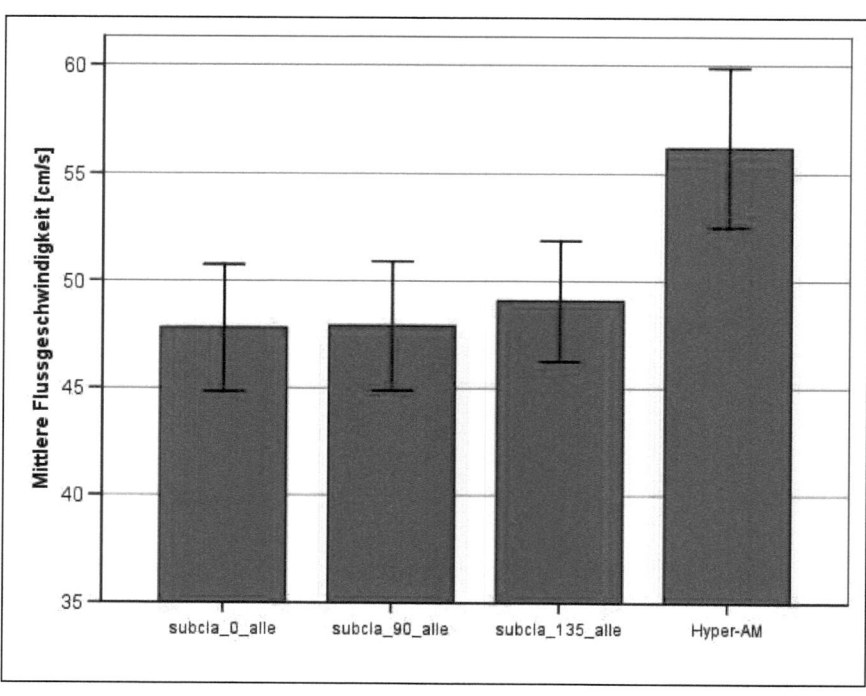

Abbildung 19: Mittelwertkonstrukte, Messungen Arteria subclavia

Ein paarweiser Mittelwert-Vergleich zwischen allen Konstrukten der Messungen an der Arteria subclavia liefert höchstsignifikante Unterschiede (p<0,001) der 180°-Positionen (Hyperabduktionsmanöver) mit den drei anderen Positionen (unter Berücksichtigung einer Bonferroni-Adjustierung).

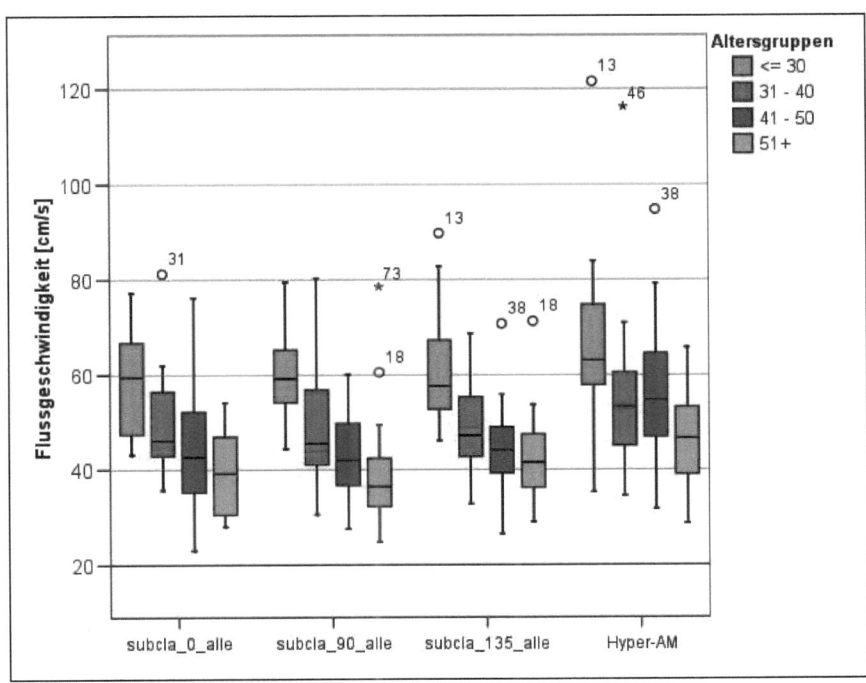

Abbildung 20: Boxplot-Darstellung der Flussgeschwindigkeiten nach Altersgruppen bei den Messungen an der Arteria subclavia. o: Ausreisser, ★: Extremwerte, weitere Erklärung siehe Anhang D)

Bei allen zusammengefassten Positions-Konstrukten zeigt sich ein strenger Zusammenhang unserer Messwerte mit dem Alter. Mit zunehmendem Alter sinken die Werte.

rad_0_alle	CCM	rad_Adson_alle	rad_Adsons_inspi_alle	rad_Reperf_alle
3,66	3,47	3,92	3,21	4,05

Tabelle 12: Paarvergleiche aller Messungen an der Arteria radialis im Verlauf (Mittelwerte)

Analog zu Tabelle 10 wurden jeweils die gleichen Messungen (Nullposition, Costoclavikular-Manöver, Adson-Position ohne/mit Inspiration) in allen vier gemessenen Lagen (rechts/links sowie sitzend/liegend) gemittelt um diese anschliesend miteinander statistisch zu vergleichen.

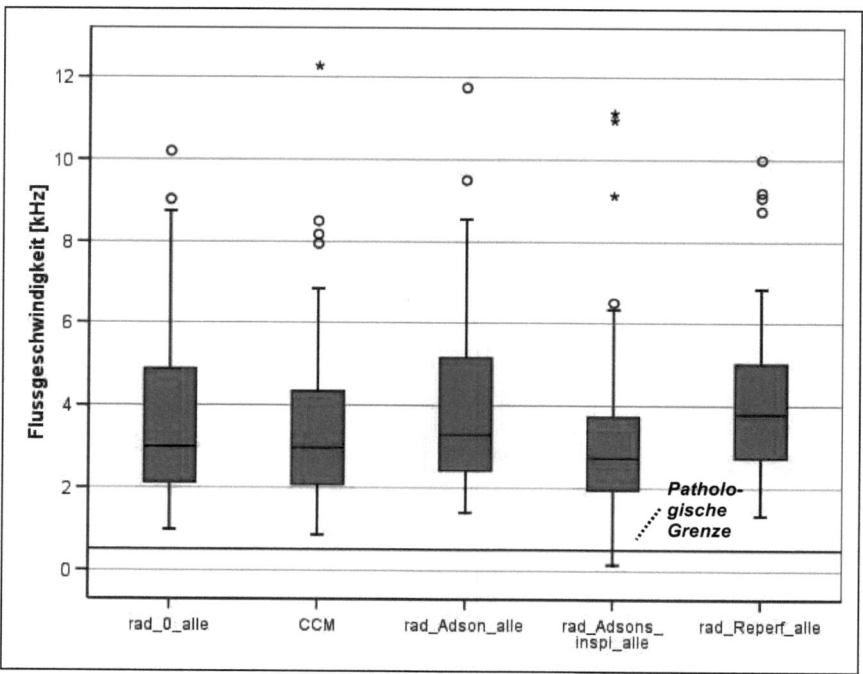

Abbildung 21: Boxplot-Darstellung der Positionskonstrukte bei den Messungen an der Arteria radialis. o: Ausreisser, ★: Extremwerte, weitere Erklärung siehe Anhang D)

Beim Konstruktvergleich der Messungen an der Arteria radialis zeigen sich lediglich verringerte Werte beim Costoclavikular-Manöver sowie beim Adson-Manöver mit Inspiration. Die Flussgeschwindigkeiten bei der Reperfusionsposition zeigen jeweils die Maximalwerte innerhalb des Messungsverlaufes.

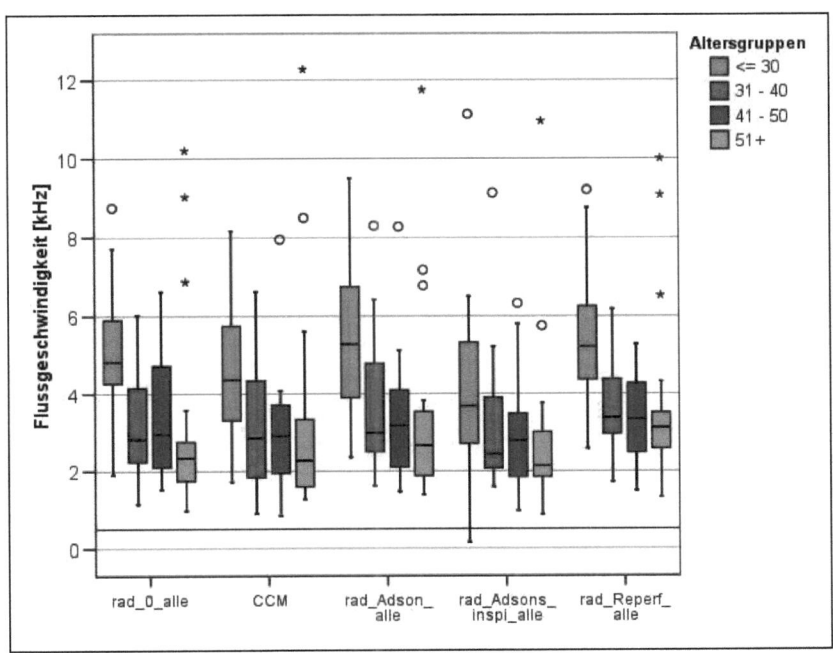

Abbildung 22: Boxplot-Darstellung der Flussgeschwindigkeiten nach Altersgruppen bei den Messungen an der Arteria radialis. o: Ausreisser, ★: Extremwerte, weitere Erklärung siehe Anhang D)

Analog zu den Messungen an der Arteria subclavia zeigt sich bei allen Messungen an der Arteria radialis bei allen zusammengefassten Positions-Konstrukten ein strenger Zusammenhang der Messwerte mit dem Alter. Mit zunehmendem Alter sinken die Werte.

Reliabilität der Messmethoden

Zur Evaluation der Messmethoden untereinander erfolgte ein Vergleich der 0-Positionskonstrukte beider Untersuchungsblöcke: Arteria- subclavia- zu Arteria-radialis-Messungen (Pos. 1/5/9/13 zu Pos. 17/22/27/32).

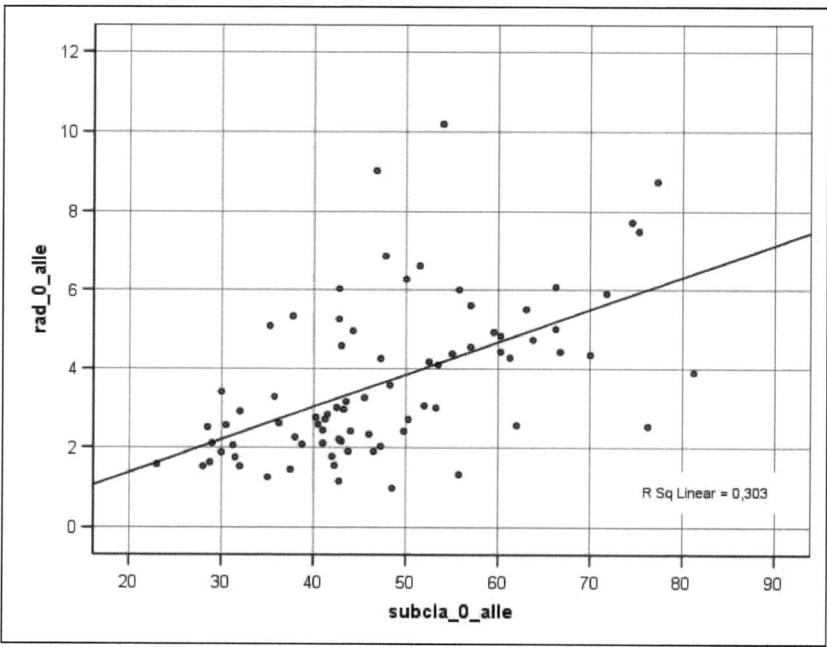

Abbildung 23: Scatter-Diagramm der 0-Positions-Konstrukte beider Messmethoden

Es zeigte sich dabei, dass beide Methoden zu unterschiedlichen Ergebnissen führen. R-Quadrat war sehr niedrig (0,303). Es lässt sich somit nicht von einer auf die andere Methode schliessen.

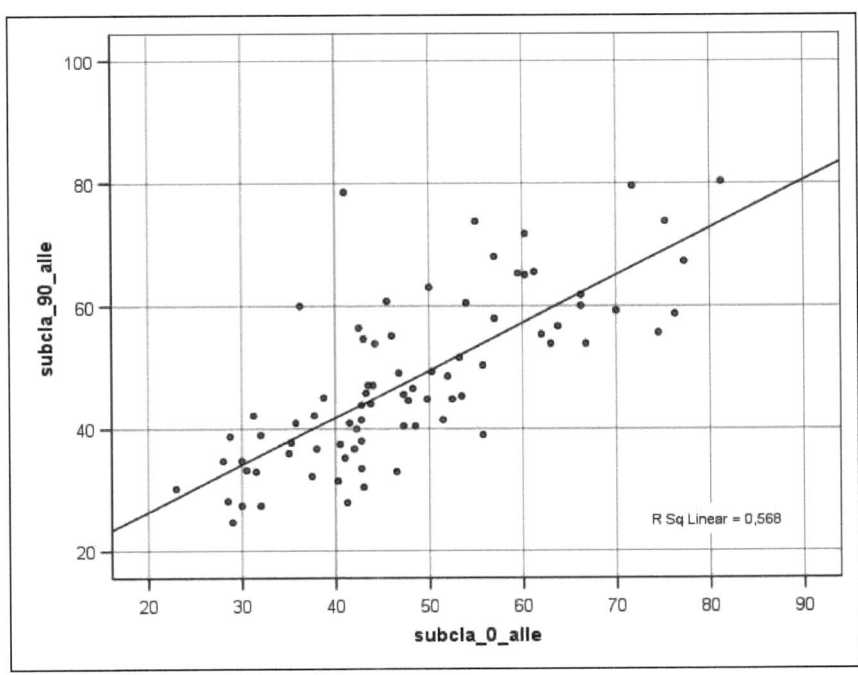

Abbildung 24: Scatter-Diagramm der 0-Positions-Konstrukte der Arteria-subclavia-Messungen

Bei Vergleich zweier Positionen der Arteria-subclavia-Messung (Abb. 24) und zweier Positionen der Arteria-radialis-Messung (Abb. 25) hat es den Eindruck dass die Arteria-radialis-Messung (R-Quadrat 0,847) offensichtlich eine höhere Reliabilität hat als die Arteria-subclavia-Messung (R-Quadrat 0,568).

Dabei ist jedoch zu berücksichtigen, dass die hier verglichenen Positionen der Arteria-radialis-Messungen eventuell besser vergleichbar sind, da es sich in beiden Fällen um 0-Positionen handelt (0-Position zu 0-Position nach Reperfusion).

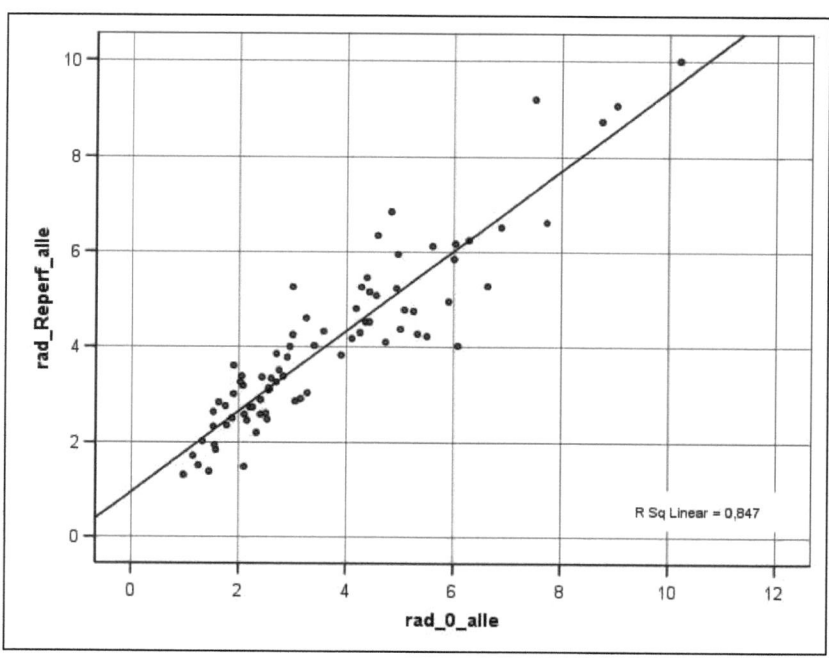

Abbildung 25: Scatter-Diagramm der 0-Positions-Konstrukte der Arteria-radialis-Messungen

Die durchgeführten klinischen Untersuchungen zeigten bis auf einen positiven „Elevated-Arm-Stress-Test" bei einem Probanden keine pathologischen Ergebnisse. Eine Gegenüberstellung der Flussgeschwindigkeiten aller Messungen zum jeweils vorher gemessenen systolischen Blutdruck zeigte keine signifikante Abhängigkeit.
Es zeigte sich bei allen Duplex-Messungen (Arteria subclavia) auch ein venöses Flusssignal. In seltenen Fällen treten auch bei gesunden Probanden vereinzelt pathologisch Messwerte auf. Das ergibt sich in Folge der biologischen Variabilität.
Der Anteil pathologischer Werte bei den Messungen an der Arteria subclacia (Werte kleiner als 20 cm/s) betrug bezogen auf alle Messwerte und Personen 1,3% und bei Arteria radialis 2,6% (insgesamt über alles 2,0%).
Alles in allem ist der Anteil der falsch-positiven Werte hier sehr gering.

Zusammenfassung der Ergebnisse

Bei Durchführung der Gruppenvergleiche zu den Messungen an der Arteria subclavia zeigten sich bezüglich der Geschlechtsabhängigkeit *signifikant* niedrigere Werte beim männlichen Geschlecht in den Positionen 10, 11 und 12 (S. 34/35).
Es zeigten sich *signifikante* Ergebnisse in Abhängigkeit vom Alter der Probanden bei Messungen an der Arteria subclavia sowie an der Arteria radialis
(S. 34/37/39/45). Dabei sind die Werte in der jüngsten Altersgruppe (21-30 J.) gegenüber den anderen Altergruppen deutlich erhöht. In den Positionskonstrukten zu den Messungen an der Arteria radialis zeigt sich darüber hinaus ein strenger Zusammenhang aller Messwerte mit dem Alter: mit zunehmendem Alter sinken die Werte (S.37/47).

Bei Durchführung der Konstruktvergleiche zeigte sich ein *signifikanter* Unterschied im Seitenvergleich bei den Messungen an der Arteria subclavia, wobei die Messwerte rechtsseitig niedriger waren (S. 41). Im Besonderen zeigte sich eine *höchst signifikante* Erhöhung der Messwerte (bei 35% der Probanden) an der Arteria subclavia bei Hyperabduktion im Vergleich zu den anderen Positionen (S. 42-44).

Die durchgeführten klinischen Untersuchungen zeigten bis auf einen positiven „Elevated-Arm-Stress-Test" bei einem Probanden keine pathologischen Ergebnisse. Der Anteil pathologischer Werte bei den Messungen an der Arteria subclavia (Werte kleiner als 20 cm/s) betrug bezogen auf alle Messwerte und Personen 1,3% und bei Arteria radialis 2,6% (insgesamt über alles 2,0%).

Beim Konstruktvergleich der Messungen an der Arteria radialis zeigen sich lediglich verringerte Werte beim Costoclavikular-Manöver sowie beim Adson-Manöver mit Inspiration. Die Flussgeschwindigkeiten bei der Reperfusionsposition zeigen jeweils die Maximalwerte innerhalb des Messungsverlaufes (S. 46). Diese Ergebnisse waren jedoch nicht statistisch signifikant.

Eine Reliabilitäts-Evaluation der beiden Messmethoden untereinander zeigte, dass die Messmethoden zu unterschiedlichen Ergebnisse führen, also nicht von einer auf die andere Methode geschlossen werden kann (S. 48).

Diskussion

Das Thoracic-Outlet-Syndrom führt zu armlageabhängigen Beschwerden mit zu etwa 95% neurologischer und zu etwa 5% differenziert vaskulärer Symptomatik (Plewa und Dellinger 1998, Wenz und Husfeldt 1997, Oates und Daley 1996).

Diese deutliche Verteilung zugunsten der neurologischen Symptomatik mag aus der Tatsache resultieren, dass die Kompression eines Nervens aufgrund seines anatomischen Aufbaus sehr viel früher zu einer Symptomatik führt als bei Gefäßen, welche diesbezüglich vermutlich eine höhere Latenz aufweisen.

Als klinisch diagnostisch wegweisend gelten so genannte Provokationstests. Diese Tests werden primär auf Basis der vaskulären Antwort interpretiert (Rayan und Jensen 1995). Das bekannteste und am häufigsten durchgeführte ist das Adson-Manöver; leider weisen Provokationstests jedoch eine niedrige Spezifität auf. Der Elevated-Arm-Stress-Test (EAST) wird als der sensitivste und zuverlässigste Test bezeichnet (Roos 2004 & 1999, Plewa und Dellinger 1998, Shukla und Frederick 1996).

Im Rahmen der bildgebenden Diagnostik werden Röntgenaufnahmen vor allem zur Aufdeckung ätiologisch bedeutsamer anatomischer (Knochen-) Anomalien herangezogen (Wilbourn 1/1999, Sanders 1996, Oates und Daley 1996, Mackinnon und Novak 1996). Die Anwendung von CT- und MRT-gestützten Verfahren wird besonders im Zusammenhang mit der reinen neurologischen TOS-Komponente kontrovers diskutiert. Angiographie und Venographie sind sehr effektiv in der Darstellung vaskulärer Beteiligung, jedoch unbrauchbar bei rein neurologischer Symptomatik ((Wilbourn 1/1999, Green 1998, Plewa und Dellinger 1998, Oates und Daley 1996, Mackinnon und Novak 1996, Sanders 1996, Longley et al. 1992).

Die Nützlichkeit elektrophysiologischer Untersuchungen ist teilweise umstritten (Cakmur et. Al 1998, Mackinnon und Novak 1996), wird jedoch von einigen Autoren durchaus positiv bewertet (Wilbourn 1/1999, Stanton et al. 1998, Urschel und Razzuk 1998, Cakmur et al. 1998, Plewa und Delinger 1998, Jordan und Machleder 1997, Shukla und Frederick 1996, Katirji und Hardy 1995), nicht zuletzt auch wegen Möglichkeit der differentialdiagnostischen Klärung von Nervenkompressions-Syndromen (Nervenleitgeschwindigkeitsmessung) und neuromuskulären

Erkrankungen (Elektromyographie) (Urschel und Razzuk 1998, Plewa und Delinger 1998, Cakmur et al. 1998, Oates und Daley 1996, Mackinnon und Novak 1996).

Somatosensorisch-evozierte Potentiale sind wegen der geringen Sensitivität umstritten (Jordan und Machleder 1997, Oates und Daley 1996, Mackinnon und Novak 1996). Einige Autoren sind jedoch der Meinung, die Sensitivität dieser Methode korreliere genau mit dem Schweregrad der neuronalen Schädigung (Urschel und Razzuk 1998, Plewa und Delinger 1998, Cakmur et al. 1998, Shukla und Frederick 1996, Katirji und Hardy 1995).

Bei Skalenus-bedingter Kompression besteht die Möglichkeit eines präoperativen EMG-gestützten Skalenus-Block-Tests. Dieser vermag durch zeitweise Relaxation des Muskels eine Simulation des „Outcomes" einer chirurgischen Dekompression zu geben (Jordan und Machleder 1997, Oates und Daley 1996).

Bei Fehlen neurologisch fixierter klinischer Symptome sind elektrophysiologische Untersuchungen zumeist im Normalbereich und in Funktionsstellungen sind sie unpraktikabel.

Die hingegen gute Durchführbarkeit doppler- und duplexsonographischer Ultraschalluntersuchungen in Funktionsstellung lässt diese als gut geeignete Maßnahme erscheinen. Naturgemäß wurden hier verschiedene Formen und Ausprägungen von pathologischen Befunden bei Patienten mit bekanntem Thoracic-Outlet-Syndrom diagnostiziert (Patton 2004). Diese Verfahren wurden in der Diagnostik des vaskulären TOS von den meisten Autoren als positiv bewertet. Umstritten ist allerdings, ob hierdurch die diagnostische Sicherheit erhöht wird, da keine Übereinkunft bezüglich der Befunderhebung und deren Interpretation besteht (Ouriel 1998, Stanton et al. 1998, Green 1998, Shukla und Frederick 1996, Longley et al 1992 und 1993, Marinoni 1987). Dies gilt besonders für das inkomplette und beginnende Thoracic-Outlet-Syndrom, was daran liegt, dass in der Regel vermeintlich an Thoracic-Outlet-Syndrom-erkrankte Patienten untersucht wurden und Untersuchungen an der gesunden Allgemeinbevölkerung selten sind. So fanden Stapleton et al. (2009) anhand von sonographischen Untersuchungsbefunden der Arteria subclavia bei gesunden Probanden, dass unter standardisierten Provokationsmanövern häufiger falsch positive Befunde vorliegen.

Ziel der Untersuchung war es somit, die Häufigkeit und Ausprägung hämodynamischer Veränderungen und pathologischer Ultraschallwerte an der Arteria subclavia und der Arteria radialis in Ruhe und unter Provokationsmanövern an gesunden Normalprobanden zu erfassen. Statistisch signifikante Differenzen bezüglich des Geschlechts oder der Händigkeit ergaben sich bei den hier durchgeführten Untersuchungen in Ruhe- und Provokationsmanövern nicht. Eine relevante Abhängigkeit der Flussverhältnisse im Liegen oder im Sitzen ergab sich bei den Probanden dieser Studie ebenfalls nicht.

Bei Vergleich der Altersgruppen zeigte sich jedoch grundsätzlich eine mit zunehmendem Alter niedriger werdende durchschnittliche arterielle Flussgeschwindigkeit.

Deutlich gehäuft (in 35%) kam es in allen Altersgruppen zu einer lokalen Flusserhöhung in der Arteria subclavia während des Hyperabduktionsmanövers. Hieraus kann man schlussfolgern, dass dieser Befund, der durch eine so genannte funktionelle Stenosierung mit positionsabhängiger mäßiger Einengung der Arterie bedingt ist, ein in der Normalbevölkerung häufig anzutreffender Befund ist, der nicht notwendigerweise ein Thoracic-Outlet-Syndrom als Erkrankung andeutet.

Andere Positionsmanöver, wie das Costoklavikular-Manöver und der Adson-Test sowie die Messungen in Reperfusionsposition zeigten hingegen keine statistisch signifikanten Flussveränderungen.

Die charakteristischen Befunde eines Pulsverlustes, einer Dämpfung und Verformung der Flusskurve oder pathologischen Flussminderung sowie klinisch pathologische Befunde zeigten sich in allen Altersgruppen bei den hier untersuchten Probanden nur vereinzelt.

Positionsinduzierte pathologische verminderte Flusswerte an der Arteria subclavia zeigten sich nur bei 1,3% der Probanden (2,6% an der Arteria radialis). Die Angaben in der Literatur bezüglich des Auftretens pathologischer Befunde bei asymptomatischen Probanden schwanken erheblich. Vergleicht man jedoch die falsch-positiven Werte bei Positionsmanövern alleine und in Kombination mit Doppler-sonographischen Messungen, so sprechen die deutlich niedrigeren Werte in Kombination mit einer Doppler-sonographischen Methode gegen die ausschließlich klinisch interpretierte Durchführung von Positionsmanövern und für die Kombination von Positionsmanövern mit Doppler-sonographischen Verfahren (Hachulla et al. 1990).

Ein genereller Vergleich beider Messmethoden (Arterie subclavia versus Arteria radialis) durch eine Reliabilitäts-Evaluation (S. 48) zeigte, dass diese zu unterschiedlichen Ergebnissen führen. Es kann somit nicht von einer Methode auf die andere geschlossen werden.

Zusammenfassung

Die Effekte von Positionsmanövern auf die Ergebnisse Doppler- und Duplexsonographischer Untersuchungen zur Diagnostik des Thoracic-Outlet-Syndroms sind umstritten.

Ziel unserer Studie war es die hämodynamischen Veränderungen der Arteria subclavia und Arteria radialis unter Positionsmanöver bei klinisch-asymptomatischen Patienten zu untersuchen.

80 Probanden wurden nach Geschlecht und in Altersblöcken gestaffelt nach klinisch-neurologischer Untersuchung in insgesamt 36 verschiedenen Positionen doppler- und duplexsonographisch untersucht, wobei die Untersuchungen beidseits, im Sitzen und Liegen durchgeführt wurden.

Es wurden ausschliesslich nicht-parametrische statistische Verfahren verwendet. Bei Durchführung von paarweisen Mehrfachvergleichen wurde bei der Beurteilung der Signifikanz eine Bonferroni-Adjustierung vorgenommen.

Es zeigten sich keine signifikanten Unterschiede bezüglich des Geschlechts, der Händigkeit sowie hinsichtlich der Untersuchungsposition (sitzend/liegend).

Grundsätzlich zeigte sich eine mit zunehmendem Alter niedriger werdende durchschnittliche arterielle Flussgeschwindigkeit.

Bei 35% der Probanden zeigte sich eine lokale Flusserhöhung in der Arteria subclavia während des Hyperabduktionsmanövers, was vermutlich auf eine funktionelle Stenosierung zurückzuführen ist. Das Costoklavikular-Manöver, der Adson-Test sowie die Messungen in Reperfusionsposition zeigten keine statistisch signifikanten Flussveränderungen.

Positionsinduzierte pathologische verminderte Flusswerte zeigten sich insgesamt nur bei 2% der Probanden.

Wir schlussfolgern hieraus, dass die Rate von falsch positiven hämodynamischen Befunden bei klinisch asymptomatischen Probanden in der Normalbevölkerung insgesamt gering ist. Die hier vorgelegte Untersuchung stützt somit den Stellenwert der Ultraschalluntersuchung in der Diagnostik des Thoracic-Outlet-Syndroms.

Literaturverzeichnis:

1) Bahm, J. (2006): Systematisch-kritische Betrachtung der Problematik des Thoracic-outlet-Syndroms: Klinik und Therapie. Handchir Mikrochir Plast Chir 2006; 38: 56-63.

2) Juvonen, T., Satta, J., Laitala, P., Luukkonen, K., Nissinen, J. (1995): Anomalies at the Thoracic Outlet are frequent in the General Population. Am. J. Surg. 170(1), 33-37.

3) Roos, D.B. (1996): Historical Perspectives and Anatomic Considerations. Thoracic Outlet Syndrome. Semin. Thorac. Cardiovasc. Surg. 8(2), 183-189.

4) Wilbourn, A.J. (1/1999): Thoracic Outlet Syndrome is Overdiagnosed. Muscle Nerve, 22 (1), 130-138.

5) Papaloizos, M. Y., Burg, D., Meyer, V. E. (1995): Nervenkompressionssyndrome der oberen Extremitäten. Ther. Umsch. 52 (1), 58-64.

6) Wilbourn, A. J. (8/1999): Thoracic Outlet Syndromes. Neurol. Clin.. 17 (3), 477-497.

7) Wenz, W., Husfeldt, K. J. (1997): Das „Thoracic Outlet Syndrom" – ein interdisziplinäres Thema. Orthop. ihre Grenzgeb. 135 (1), 84-90.

8) Stanton, P. E., Nghia, M., Haley, T., Shannon, J., Evans, J. (1998): Thoracic Outlet Syndrome: A Comprehensive Evaluation. Am. Surg. 54(3), 129-133.

9) Marinoni, E. C., Bonfiglio, G., Coletti, M., Passarelli, O. (1987): Thoracic Outlet Syndrome. Proposed protocol for diagnosis and treatment. Ital. J. Orthop. Traumatol. 13, 379-386.

10) Urschel Jr., H.C., Razzuk, M. A. (1998): Neurovascular Compression in the Thoracic Outlet. Ann Surg 228(4), 609-617.

11) Green, R. M. (1998): Vascular Manifestations of the Thoracic Outlet Syndrome. Semin. Vasc. Surg., 11(2), 67-76

12) Ouriel, K. (1998): Noninvasive Diagnosis of Upper Extremity Vascular Disease. Semin. Vasc. Surg., 11(2), 54-59.

13) Kröger, K., Hinrichs, A., Drost, A., Rudofsky, G. (1997): Duplexsonographische Darstellung der Vaskularisation venöser Thrombosen. Vasa 26, 314-316.

14) Shiratori, V., Würstlin, S., Arlart, I. P., Gerlach, A. (1995): Verschluß der A. subclavia bei Thoracic Outlet Syndrom. Rofo. Fortschr. Geb. Roentgenstr. Neuen Bildgeb. Verfahr. 162(2), 181-182.

15) Longley, D. G., Finlay, D. E., Letourneau, J. G. (1993): Sonography of the Upper Extremity and Jugular Veins. Am. J. Roentgenol. 160(5), 957-962

16) Longley, D. G., Yedlicka, J. W., Molina, E.J., Schwabacher, S., Hunter, D. W., Letourneau, J. G (1992): TOS: Evaluation of the Subclavian Vessels by Color Duplex Sonography. Am. J. Roentgenol. 158(3), 623-630.

17) Shukla, P. C., Frederick Jr., B. C., Jackson, M. (1996): Diagnosis of Thoracic Outlet Syndrom in the Emergency Department. South. Med. J. 89(2), 212-217.

18) Rayan, G., M., Jensen, C. (1995): Thoracic Outlet Syndrom: Provocative maneuvers in a typical population. J. Shoulder Elbow Surg. 4(2), 113-117.

19) Plewa, M. C. Delinger, M. (1998): The False-positve Rate of Thoracic Outlet Syndrome Shoulder Maneuvers in Healthy Subjects. Acad. Emerg. Med. 5(4), 373-342.

20) Masataka, A., Ichinohe, K., Nishida, J. (1999): Diagnosis, treatment and complications of Thoracic Outlet Syndrome. J. Orthop. Sci. 4, 66-69

21) Mackinnon, S. E., Novak, C.B. (1996): Evaluation of the Patient with Thoracic Outlet Syndrome. Semin. Thorac. Cardiovasc. Surg. 8(2), 190-200.

22) Mackinnon, S. E., Patterson, G. A., Novak, C. B. (1996): Thoracic Outlet Syndrome: A Current Overview. Semin. Thorac. Cardiovasc. Surg. 8(2), 176-182.

23) Katirji, B., Hardy Jr., R. W. (1995): Classic Neurogenic Thoracic Outlet Syndrome in a competitve Swimmer: A True Scalenus Anticus Syndrome. Muscle Nerve 18(2), 229-233.

24) Jordan, S. E., Machleder, H. I. (1997): Diagnosis of Thoracic Outlet Syndrome Using Electrophysiologically Guided Anterior Scalene Blocks. Ann. Vasc. Surg. 12(3), 260-264.

25) Cakmur, R., Idiman, F., Akalin, E., Genc, A., Yener, G.G., Öztürk, V. (1998): Dermatomal and mixed nerve somatosensory evoked potentials in the diagnosis of neurogenic thoracic outlet syndrome. Electroencephalogr. Clin. Neurophysiol. 108(5), 423-434.

26) Novak, C.B. (1996): Conservative Management of Thoracic Outlet Syndrome. Semin. Thorac. Cardiovasc. Surg. 8(2), 201-207.

27) Sanders, R. J. (1996): Results of the Surgical Treatment for Thoracic Outlet Syndrome. Semin. Thorac. Cardiovasc. Surg. 8(2), 221-228

28) Urschel Jr., H. C. (1996): The Transaxillary Approach for Treatment of Thoracic Outlet Syndromes. Semin. Thorac. Cardiovasc. Surg. 8(2), 214-220.

29) Mackinnon, S. E., Paterson, G. A. (1996): Supraclavicular First Rib Resection. Semin. Thorac. Cardiovasc. Surg. 8(2), 208-213

30) Schelo, C., Kröger, K., Hinrichs, A., Rensing, N., Rudofsky, G. (1997): Ischämie des Arms mit Fingernekrosen: Differentialdiagnose Karpaltunel-Syndrom und Thoracic-outlet-Syndrome. Vasa 26(4), 311-313

31) Hachulla, E., Camilleri, G., Fournier, C., Vinckier, L. (1990): Étude clinique, vélocimétrique et radiologique de la traversée thoraco-brachiale chez 95 sujets témoins: limites physiologiques et incidences pratiques. Rev. Med. Interne 11(1), 19-24.

32) Sobey, A. V., Grewal, R. P., Hutchison, K. J., Urschel, J. D. (1993): Investigation of nonspecific neurogenic thoracic outlet syndrome. J. Cardiovasc. Surg. (Torino) 34(4), 343-345.

33) Baxter, B. T., Blackburn, D., Payne, K., Pearce, W. H., Yao, J. S. (1990): Noninvasive evaluation of the upper extremity. Surg. Clin. North Am. 70(1), 87-97

34) Sallström, J., Thulesius, O. (1982): Non-invasive investigation of vascular compression in patients with thoracic outlet syndrome. Clin. Physiol. 2(2), 117-125

35) Suh, J. T., Park, B. G., Yoo, C. I. (2001): Hypertrophic non-union of the first rib causing thoracic outlet syndrome: a case report. J. Korean Med. Sci. 16(5), 673-676.

36) Rayan, G. M. (1998): Thoracic Outlet Syndrome. J. Shoulder Elbow Surg. 7(4), 440-451.

37) Novak, C. B., Mackinnon, S. E., Patterson, G. A. (1993): Evaluation of patients with thoracic outlet syndrome. J. Hand. Surg. 18(2), 292-299

38) Franklin, G. M., Fulton-Kehoe, D., Bradley, C., Smith-Weller, T. (2000): Outcome of surgery for thoracic outlet syndrome in Washington state worker's compensation. Neurology 54(6), 1252-1257.

39) Leung, Y. F., Chung, O. M., Ip, P. S., Wai, Y. L. (1999): An unusual case of thoracic outlet syndrome associated with long distance running. Br. J. Sports Med. 33(4), 279-281.

40) Redenbach, D. M., Nelems, B. (1998): A comparative study of structures comprising the thoracic outlet in 250 human cadavers and 72 surgical cases of thoracic outlet syndrome. Eur. J. Cardiothorac. Surg. 13(4), 353-360

41) Lanz, T., Wachsmuth, W. (2004): Praktische Anatomie Arm. Sonderausgabe der 1959 erschienenen 2. Auflage, Berlin, Heidelberg, New York: Springer-Verlag, s. bes. S. 69

42) Nossen, J., Vierzigmann, T., Lang, E., Gruss, J. (2001): 27-jährige Patientin mit Kältegefühl und brennendem Schmerz in der linken Hand. Internist (Berl.) 42(11), 1517-1522.

43) Wadhwani, R., Chaubal, N., Sukthankar, R., Shroff, M., Agarwala, S. (2001): Color doppler and duplex sonography in 5 patients with thoracic outlet syndrome. J. Ultrasound Med. 20(7), 795-801.

44) Atasoy, E. (1996): Thoracic outlet syndrome. Orthop. Clin. North Am. 27(2), 265-303.

45) Johansen, K. H., Thomas, G. I. (2002): Late thoracic outlet syndrome secondary to malunion of the fractured clavicle: case report and review of literature (letter to the editor). J. Trauma. 52(3), 607-608.

46) Roos, D. B. (1999): Thoracic outlet syndrome is underdiagnosed. Muscle Nerve 22(1), 126-129.

47) Wehbé, M. A. (2004): Thoracic outlet syndrome (Preface). Hand Clin. 20(1), xi

48) Atasoy, E. (2004): Thoracic outlet syndrome: anatomy. Hand Clin. 20(1), 7-14.

49) Brantigan, C. O., Roos, D. B. (2004): Diagnosing the thoracic outlet syndrome. Hand Clin. 20(1), 27-36.

50) Patton, G. M. (2004): Arterial thoracic outlet syndrome. Hand Clin. 20(1), 107-111.

51) Prescher, A., Schuster, D. (2006): Die Anatomie der seitlichen Halsdreiecke mit besonderer Berücksichtigung des Thoracic-outlet-Syndroms. Handchir Mikrochir Plast Chir 2006; 38: 6-13.

52) Oates, D.S., Daley, R.A (1996): Thoracic Outlet Syndrom. Hand Clin. 12(4), 705-718.

53) Hug, U. et al. (2006): Langzeitresultate nach operativer Therapie bei Thoracic-outlet-Syndrom (TOS). Handchir Mikrochir Plast Chir 2006; 38: 37-41.

54) Katzenschlager, R., Atteneder, M. (2007): Duplexsonographie der Gefäße, 3. Auflage, Krause & Pachernegg Verlag, S. 51

55) Stapleton, C., Herrington, L., George, K.(2009):Manual Therapy. Feb;14(1):19-27

Anhang

TOS-Studie (1)

Stammdaten   Datum: _____   Nr.: [____]

Name: _____   Vorname: _____

Geburtsdatum: _____   ☎: _____

Adresse: _____

Geschlecht: ☐ w ☐ m   Händigkeit: ☐ re ☐ li

Beruf: _____   Sport: _____

Besondere Überkopftätigkeiten/Nachvorne-Haltungen:
_____

Ausschlusskriterien

Diabetes: ☐ ja ☐ nein   Alkoholabusus: ☐ ja ☐ nein

Neurologische/Orthopädische Erkrankungen: ☐ ja ☐ nein

Wenn ja, welche: _____   Proband geeignet: ☐ ja ☐ nein

Untersuchung

Inspektion der Hände/Arme/Schultern: _____

Sensibilität der Hände/Arme/Schultern: _____

Pathol. Muskeleigenreflexe (BSR/TSR/RPR): _____

Paresen der Hände/Arme/Schultern: _____

Beweglichkeit der HWS: _____

RR, re: _____ RR, li: _____ Puls, li: _____ Puls, re: _____

Elevated-Arm-Stress-Test: ☐ negativ ☐ positiv, durch _____
nach _____ Sekunden (max. 90 sec)

TOS-Studie

②

Name: _____ Nr.: ____

Doppler-/Duplex-Untersuchung (7,5 MHz-Sonde)

- Hyperabduktions-Manöver (**Sitzend**):   ⇩ *Print*
  - 0°-Position (**rechts**) Art. subclavia   📄1 – Venenfluss vorhanden: ☐ ja   ☐ nein*
  - 90°-Position (rechts) Art. subclavia   📄2   ☐ ja   ☐ nein
  - 135°-Position (rechts) Art. subclavia   📄3   ☐ ja   ☐ nein
  - 180°-Position (rechts) Art. subclavia   📄4   ☐ ja   ☐ nein

  - 0°-Position (**links**) Art. subclavia   📄5 – Venenfluss vorhanden: ☐ ja   ☐ nein
  - 90°-Position (links) Art. subclavia   📄6   ☐ ja   ☐ nein
  - 135°-Position (links) Art. subclavia   📄7   ☐ ja   ☐ nein
  - 180°-Position (links) Art. subclavia   📄8   ☐ ja   ☐ nein

- Hyperabduktions-Manöver (**Liegend**):
  - 0°-Position (**rechts**) Art. subclavia   📄9 – Venenfluss vorhanden: ☐ ja   ☐ nein
  - 90°-Position (rechts) Art. subclavia   📄10   ☐ ja   ☐ nein
  - 135°-Position (rechts) Art. subclavia   📄11   ☐ ja   ☐ nein
  - 180°-Position (rechts) Art. subclavia   📄12   ☐ ja   ☐ nein

  - 0°-Position (**links**) Art. subclavia   📄13 – Venenfluss vorhanden: ☐ ja   ☐ nein
  - 90°-Position (links) Art. subclavia   📄14   ☐ ja   ☐ nein
  - 135°-Position (links) Art. subclavia   📄15   ☐ ja   ☐ nein
  - 180°-Position (links) Art. subclavia   📄16   ☐ ja   ☐ nein

*Print optional bei fehlendem Venenfluss

TOS-Studie

(3)

Name: _____ Nr.: [   ]

ECD (8 MHz-Sonde)

- Hyperabduktions-Manöver (**Liegend**): ⇩ *Print*
  - 0°-Position (**rechts**) Art. radialis — 📄17
  - 30°-Position (rechts) Art. radialis — 📄18 (Messung unter Zug)
  - 180°-Position (rechts) Art. radialis — 📄19 (Kopfdrehung)*
  - 180°-Position (rechts) Art. radialis — 📄20 (Kopfdrehung + 30 sec Inspiration)
  - 0°-Position (rechts) Art. radialis — 📄21 (nach 15 sec Reperfusion)

  - 0°-Position (**links**) Art. radialis — 📄22
  - 30°-Position (links) Art. radialis — 📄23 (Messung unter Zug)
  - 180°-Position (links) Art. radialis — 📄24 (Kopfdrehung)*
  - 180°-Position (links) Art. radialis — 📄25 (Kopfdrehung + 30 sec Inspiration)
  - 0°-Position (links) Art. radialis — 📄26 (nach 15 sec Reperfusion)

- Hyperabduktions-Manöver (**Sitzend**): ⇩ *Print*
  - 0°-Position (**rechts**) Art. radialis — 📄27
  - 30°-Position (rechts) Art. radialis — 📄28 (Messung unter Zug)
  - 180°-Position (rechts) Art. radialis — 📄29 (Kopfdrehung)*
  - 180°-Position (rechts) Art. radialis — 📄30 (Kopfdrehung + 30 sec Inspiration)
  - 0°-Position (rechts) Art. radialis — 📄31 (nach 15 sec Reperfusion)

  - 0°-Position (**links**) Art. radialis — 📄32
  - 30°-Position (links) Art. radialis — 📄33 (Messung unter Zug)
  - 180°-Position (links) Art. radialis — 📄34 (Kopfdrehung)*
  - 180°-Position (links) Art. radialis — 📄35 (Kopfdrehung + 30 sec Inspiration)
  - 0°-Position (links) Art. radialis — 📄36 (nach 15 sec Reperfusion)

*Adson-Position: Kopfdrehung nach hinten und zur jeweiligen Seite

C: Untersuchungsbogen, Seite 3/3

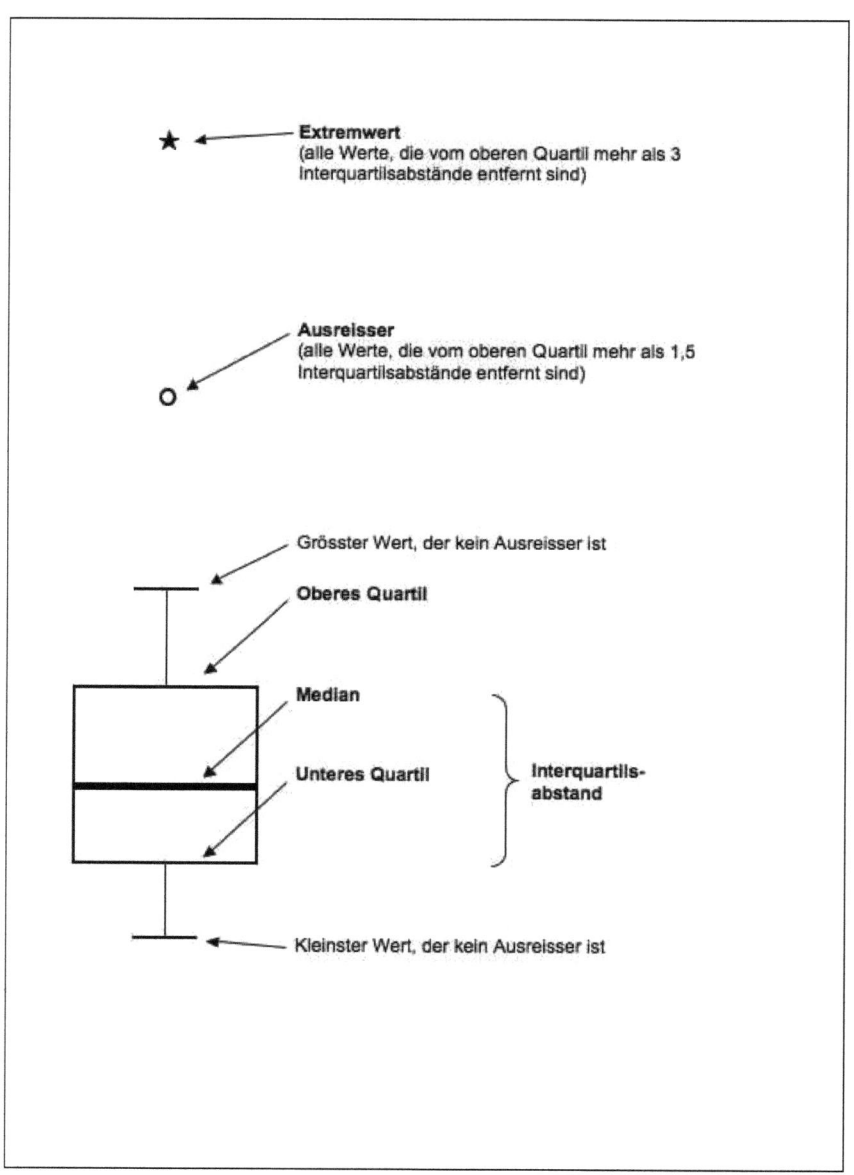

Anhang D: Erklärung der „Boxplot"-Darstellung

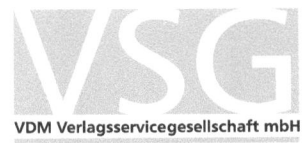

Die VDM Verlagsservicegesellschaft sucht für wissenschaftliche Verlage abgeschlossene und herausragende

Dissertationen, Habilitationen, Diplomarbeiten, Master Theses, Magisterarbeiten usw.

für die kostenlose Publikation als Fachbuch.

Sie verfügen über eine Arbeit, die hohen inhaltlichen und formalen Ansprüchen genügt, und haben Interesse an einer honorarvergüteten Publikation?

Dann senden Sie bitte erste Informationen über sich und Ihre Arbeit per Email an *info@vdm-vsg.de*.

Sie erhalten kurzfristig unser Feedback!

VDM Verlagsservicegesellschaft mbH
Dudweiler Landstr. 99
D - 66123 Saarbrücken

Telefon +49 681 3720 174
Fax +49 681 3720 1749

www.vdm-vsg.de

Die VDM Verlagsservicegesellschaft mbH vertritt

 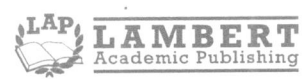 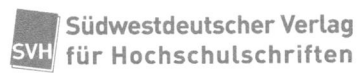

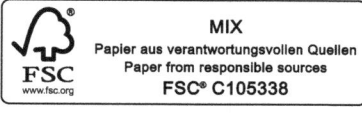

Printed by Books on Demand GmbH, Norderstedt / Germany